Anam Fatima

Perspectivas das relações económicas entre a China e a Índia

Anam Fatima

Perspectivas das relações económicas entre a China e a Índia

ScienciaScripts

Cover image: www.ingimage.com

This book is a translation from the original published under ISBN 978-3-659-84849-0.

Publisher:
Sciencia Scripts
is a trademark of
Dodo Books Indian Ocean Ltd. and OmniScriptum S.R.L publishing group

120 High Road, East Finchley, London, N2 9ED, United Kingdom
Str. Armeneasca 28/1, office 1, Chisinau MD-2012, Republic of Moldova, Europe
Managing Directors: Ieva Konstantinova, Victoria Ursu
info@omniscriptum.com

Printed at: see last page
ISBN: 978-620-8-63703-3

ÍNDICE DE CONTEÚDOS

RESUMO

Este trabalho de investigação tem como objetivo avaliar o futuro da relação monetária bilateral entre a China e a Índia. A relação entre os dois gigantes em ascensão da Ásia pode ser antecipada, uma vez que as tendências indicam que ambos irão alargar a cooperação, o que, em contrapartida, será benéfico para eles e, consequentemente, para a região. A natureza dos seus laços é variada, ou seja, uma cooperação crescente no domínio do comércio e dos negócios, juntamente com desconfiança e suspeitas partilhadas nos domínios considerados, quer políticos quer geográficos. O fenómeno dos conflitos diretos numa era de globalização cada vez mais interdependente está a ficar para trás, ao passo que as reformas internas estão a congregar políticas, juntamente com a crescente interdependência entre a Índia e a China. Neste momento, há perspectivas suficientes para que as economias dos dois países cresçam ao mesmo tempo, obtendo assim ganhos mútuos. Por estes factores óbvios, a futura relação entre a Índia e a China pode ser reconhecida pela cooperação em áreas mútuas, regionais ou internacionais. O estudo pretende também analisar as linhas gerais da relação entre a China e a Índia, determinando as áreas de interesse comum em que podem trabalhar em conjunto.

Capítulo 1

INTRODUÇÃO

1.1 Antecedentes

Sendo as duas nações mais populosas do planeta, a Índia e a China contribuem conjuntamente para mais de 33% da população mundial agregada. Embora seja um facto bem estabelecido que ambos são concorrentes no que diz respeito ao poder e à supremacia na região, ambos partilham objectivos comuns de manutenção da estabilidade regional e de acesso aos investidores e mercados estrangeiros. A Índia e a China estão a crescer economicamente e a intensificar os seus interesses na região da Ásia e também fora dela.

Nas últimas cinco décadas, as relações bilaterais entre os dois países sofreram profundas alterações, tendo passado de uma profunda hostilidade para uma aproximação e um reajustamento. As relações comerciais entre a China e a Índia remontam ao século II a.C., com a dinastia Han. As relações comerciais bilaterais desenvolveram-se ainda mais durante as dinastias Tang e Yuan. O período compreendido entre 1905 e 1947 foi o período em que as populações da Índia e da China se apoiaram mutuamente e se tornaram mais afectuosas na sua luta normal. O historial das relações sino-indianas foi marcado por contratempos, fraternidade e, ao mesmo tempo, institucionalização. A Índia foi o primeiro Estado-nação que se encontrava numa coligação de não-companheiros no caminho para ver a China, para além de desenvolver relações fundamentais. De 1949 a 1957, os assuntos políticos foram devidamente resolvidos e as visitas de Estado desiguais foram trocadas. O período inicial das relações entre a China e a Índia foi marcado por uma relação familiar afectuosa, enquanto que, durante 1950, se prestou pouca atenção à tomada militar do Tibete pela China. Em 1954, os dois países chegaram a acordo sobre um plano de intercâmbio e de interface entre o Tibete, uma região da China, e uma troca de memorandos. Além disso, a Índia transferiu em conformidade a propriedade de todos os seus benefícios adquiridos no Tibete por força de acordos anteriores. As doutrinas de coexistência pacífica mútua, para além da conferência designada por Conferência de Bandung, foram a melhor parte do esforço bilateral coordenado entre a China e a Índia. Em todo o caso, a colaboração não estava perto de terminar. Tardiamente, na década de 1950, as verdadeiras complexidades que envolviam estes dois Estados-nação tinham instigado a flutuar, geralmente acima da periferia não delineada. Esse assunto dúbio da periferia incitou a um confronto em 1962.

Em algum lugar em torno do período de 1962, juntamente com a era de 1969, as relações bilaterais da China e da Índia mantiveram-se afiadas numa paragem significativa. A China iniciou uma proclamação maliciosa e ofensiva em oposição à Índia, apoiada por meio de seu triunfo direto que aumentou significativamente a desconfiança indiana em relação à China. O pedido da Índia em relação à China foi ainda mais atestado quando a China teve a oportunidade de ser companheira do Paquistão e começou a esticar o apego político e militar a ele. Aqui, a seguir a junho de 1967, as relações bilaterais apodreceram ainda mais com o início da presença dos delegados da Índia em Pequim, acusados de acções de vigilância. Em dezembro de 1988, a viagem de Rajiv Gandhi à China foi avaliada como um triunfo igualmente nos dois países. Desde a visita de Nehru em 1954, a visita de Gandhi foi a primeira deslocação do primeiro-ministro da Índia à China. Esta viagem facilitou a sintonização para manter um registo das visitas de topo. Exatamente quando o regime da Aliança Democrática Nacional se aproximou da autoridade, as relações sino-indianas tornaram-se mais tensas após o ensaio nuclear de 1998.

Um revés nas relações sino-indianas surgiu com a afirmação de que a China era a principal ameaça da Índia, feita pelo Ministro da Defesa indiano em 1998, George Fernandez. Em 1999, as duas partes chegaram a um acordo para facilitar os meios em favor do restabelecimento e do estabelecimento de relações bilaterais, para além de garantirem que nenhuma das partes veria o substituto como um perigo. Em maio de 2000, foi apresentada uma cimeira com 4 sugestões de pontos relativos ao avanço para relações de igualdade. Estes dois lados redesenharam o nível de visitas complementares de poder de trabalho para construir uma perceção e confiança partilhadas; desenvolver negócios, colaboração monetária, tornando mais forte a sincronização com interesse em empreendimentos mundiais; também gerindo honestamente os assuntos que permaneceram desde tempos passados, na audácia de procurar uma visão transmitida, poupando diferenciações.

No meio da visita, a Índia carimbou a Visão Partilhada sobre o Século XXI e ambas as partes chegaram a um acordo de longo alcance, promovendo os empreendimentos conjuntos premeditados e acomodados entre os dois estados, como a conduta da essencialidade nuclear, também consideraram que este tipo de colaboração é imperativo para combater a transformação ecológica e tornar a segurança imperativa, além disso, os dois estados concordaram em impulsionar frequentemente a estrutura de um mundo agradável destacado com harmonia eterna e realização fundamental. De 1976 até ao presente, os destaques marcantes dos cursos de ação política bilateral têm sido a cobertura de mistério e enigma mantida através da organização, juntamente com importantes trocas de cooperação. O principal problema descoberto foi a divisão e a determinação da linha de corte entre os dois Estados. Os laços financeiros de dois gigantes asiáticos confrontaram-se com numerosas dificuldades a nível distrital e interno. A solidariedade claramente forte entre a Índia e a China desvanece-se em relação ao que ambos reconhecem ser os seus próprios pátios diferentes. A Organização de Cooperação de Xangai (OCX) é uma organização social dos países da Ásia Central, da Rússia e da China gerida pelos dois últimos Estados-nação, enquanto a SAARC (que é a associação da região da Ásia do Sul para efeitos de cooperação regional) tem sido uma reunião provincial dominada pela Índia. A China e a Índia tentaram manter-se mutuamente fora das suas categorias específicas para conter um impacto territorial mais notável por parte da outra. Simultaneamente, o peso de nações alternativas no seio da SAARC e da SCO, que têm laços mais amigáveis com a potência local individual, deu inevitavelmente à Índia o estatuto de espetador da SCO em 2005 e, como aspeto principal do acordo, a China tornou-se adicionalmente uma testemunha ocular na SAARC. A China e a Índia têm interesses antagónicos nos países da ASEAN. A progressão relacionada com o dinheiro da China e da Índia depende de um plano de jogo maravilhoso em divisões de negócios externas, especialmente a promoção dos EUA. Independentemente disso, tendo em vista a análise dos seus próprios interesses nacionais, os Estados Unidos não reforçam e não reforçarão a construção de relações mais estreitas entre a China e a Índia. Um dos objectivos orientadores da construção das relações entre os EUA e a Índia é concentrar-se na escalada da China. Os laços sino-paquistaneses e o seu efeito nas relações sino-indianas continuarão a ser uma exacerbação básica nas relações sino-indianas. Também não abraça a posição da Índia e nem é suscetível de o fazer no interlúdio realista e racional. A questão do Paquistão, no contexto da participação dos EUA nos laços monetários bilaterais entre a Índia e a China, pode ser de extraordinária importância.

Não obstante, as relações entre a China e a Índia estão geralmente a progredir de forma previsível. Em termos de análise multilateral, os dois titãs asiáticos partilham obviamente uma distração geo-crítica. Para o efeito, ambos os "titãs" teriam de descobrir como ajustar as vantagens e desvantagens do intercâmbio a determinadas partes da montagem e reconhecer complementaridades nos seus artigos. As suas certificações comerciais específicas transformar-se-iam na ferramenta mais extrema para decidir a sua própria obscuridade tendenciosa e apoiar a compreensão da sua própria associação-chave para o que está para vir. A associação orçamental bilateral sino-indiana continuou a ser um elemento crucial indispensável para a realização dos locais, bem como dos exercícios políticos globais. O rápido desenvolvimento de ambas as nações, após a liberalização de suas economias, demonstrou demonstrar outro potencial no que diz respeito ao intercâmbio bilateral.

Um comércio recíproco de informações, mão de obra e activos propõe uma equação triunfante. A energia imperativa da China para a Índia tem origem no seu anseio de manter um ambiente calmo e inclusivo, desenvolver relações estáveis com as nações da sua periferia, manter o avanço de uniões antagónicas à China e desenvolver novos mercados, oportunidades de hipóteses e vantagens para alimentar a sua melhoria relacionada com o dinheiro. Além disso, a China tenta evitar que os problemas essenciais da sua vizinhança sejam desviados.

Até ao momento, a China tem visto a Índia como uma porta de entrada aberta relacionada com o dinheiro, mas, a partir de agora, começou a considerar as repercussões da ascensão da Índia, em particular as relações políticas e possivelmente fundamentais entre a Índia e os Estados Unidos. A própria ênfase da República da Índia na progressão interna leva-a a construir relações optimistas com a República Popular da China. É um método de intercâmbio bilateral Índia-China, como a fabricação de medidores de segurança, que deve ser enfatizado a fim de valorizar sua interface junto com suas associações políticas que persistem essenciais para apoiar suas perspectivas de longo prazo. O vigor do seu sistema de mercado e as solicitações sociais, em particular os seus grupos de jovens e o seu trabalho constantemente talentoso, serão o seu trunfo essencial. A China e a Índia, apesar das suas disparidades, irão certamente alargar mais tarde as suas condições orçamentais. A afiliação financeira bilateral deveria estar a crescer, uma vez que ambos os Estados compreendem a ideia que enfatiza que o esforço conjunto reduz o custo dos negócios bilaterais e o preço do comércio mútuo. Além disso, alguns analistas políticos financeiros previram formalmente o avanço de um Chandra nos próximos 20 a 25 anos.

O desenvolvimento contínuo das trocas comerciais entre os dois países confere-lhes, assim, um enorme interesse em manter a cooperação viva, independentemente dos problemas irregulares. Entretanto, existe espaço suficiente no planeta para que ambas as economias ascendam. Não obstante a deliberação aberta da província, que teve um impacto negativo nas relações fiscais da China e da Índia, o comércio igualitário foi alargado após o século XX. A 6.ª ronda de intercâmbios, realizada em setembro de 2005, levou os cursos de ação a uma fase significativa. A cooperação e as relações fiscais reforçadas entre os dois países significam uma série de pontos focais essenciais para ambos os Estados. A Índia e a China têm interesses estratégicos comuns mais importantes. A cooperação sino-indiana permite que a China se concentre em aparelhos mecânicos e de preparação, e a Índia em programação e negócios inventivos, criando espaços de comparação para que os dois países se interessem pela especialização vertical e de nível. Tanto a China como a Índia estão excecionalmente conscientes da probabilidade de terem a oportunidade de se tornarem países prósperos e principescos, e planeiam voltar a estabelecer-se entre as grandes potências mundiais, de forma semelhante à indústria, ao desenvolvimento, ao comércio e às mudanças fiscais.

A cooperação entre eles, por mais que se reforce de forma consistente e se concentre em zonas específicas, contribuirá para a consolidação orçamental asiática, para a habitual vontade de fazer países e para o bem-estar dos indivíduos em geral. A perspetiva futura de relações fiscais complementares entre a China e a Índia seria o seu empenhamento bilateral no domínio da economia. O seu empenhamento fiscal pode incitar os esforços coordenados entre a China e a Índia a um par de outros níveis proporcionais, comuns e mesmo globais, reforçando a sua associação como um motor essencial nas questões administrativas mundiais do século XXI.

1.2 Declaração do problema

A disputa entre as duas mais importantes potências em ascensão da Ásia tem sido sublinhada como a disputa do século por muitos académicos e economistas. Devido à sua importância geoestratégica, o confronto entre dois gigantes não é benéfico para a paz e a estabilidade regionais e mundiais. Há uma necessidade urgente de reconhecer os interesses mútuos partilhados com um objetivo final específico para promover a paz e a solidez na esfera internacional. O seu compromisso financeiro pode levar a uma colaboração entre a China e a Índia a outros níveis respectivos, provinciais e mesmo mundiais, fortalecendo a sua associação como um fator de constrangimento notável nas questões governamentais mundiais do século XXI.

1.3 Hipótese

A hipótese proposta para explorar o problema é a seguinte
O reforço da cooperação económica entre a China e a Índia ajudaria a minar os sentimentos negativos nos Estados, reforçando a integração e a estabilidade regionais.

1.4 Questões de investigação

As questões de investigação propostas para o estudo são as seguintes

Q1: Porque é que a cooperação económica é crucial para alcançar a paz e o sucesso no meio da China e da Índia?

P2: Quais são os impactos da colaboração e da interdependência económicas?

Q3: Quais são os obstáculos e as restrições aos laços económicos bilaterais sino-indianos?

P4: Qual o impacto das perspectivas de um compromisso económico na relação política entre a China e a Índia?

P5: De que forma as relações bilaterais entre a Índia e a China estão a ser afectadas pelas outras nações da região?

Q6: Quais são os cenários possíveis da perspetiva de um compromisso económico entre a China e a Índia?

1.5 Importância do estudo

A estrutura regional está muito dependente da relação entre a China e a Índia, o que faz com que seja um tema de investigação muito interessante. Na era atual da globalização, nenhuma nação pode sobreviver sem compromisso e, em particular, sem as ligações de troca de dois lados. A investigação das relações entre a República Popular da China e a República da Índia, no âmbito do círculo financeiro, não é, de modo algum, vista de forma isolada. Aqui, em mãos, as ramificações abrangentes foram encontradas para os países cuja defesa mais as apreensões monetárias estão essencialmente ligadas por toda a área da Ásia, particularmente com a parte dos EUA e do Paquistão.

1.6 Revisão da literatura

As economias em crescimento mais rápido do mundo, a China e a Índia, são países próximos e constituem mais de 33% da população mundial. Pensa-se que as qualidades financeiras das duas nações são comparáveis, uma vez que a China se baseia mais no equipamento e nos mercados físicos, enquanto a Índia se baseia mais na programação e na gama orçamental. Segundo as avaliações do Banco Mundial, e com base no princípio da igualdade da força de compra, a China e a Índia tornaram-se, nesta altura, individualmente, o 2º e o 4º maiores mercados do mundo, superando as nações da moda. Um relatório do FMI, datado de 21 de janeiro de 2015, prevê que a Índia ultrapasse a China como a grande economia de crescimento mais rápido até 2016. Em todo o caso, a reunião bilateral da China e da Índia sobre "China e Índia: manter um crescimento de alta qualidade", realizada em Nova Deli, Índia, de 19 a 20 de março de 2012, garante um forte crescimento na economia mundial pós-crise.[1]

A população e a demografia de um Estado entre diversos elementos, controlam especificamente a dimensão latente do mercado e do seu sistema financeiro, para além da sua propensão para a capacidade de motor do desenvolvimento e da melhoria financeira mundial. Entre os países dos BRICS, a China e a Índia foram designados como os países com maior potencial de

---

[1]"Chefes do Banco Mundial e do FMI visitarão a Índia no final deste mês." Zee News. 11 de março de 2012. Acedido a 1 de janeiro de 2015. http://zeenews.India.com/business/index.html.

desenvolvimento nos próximos anos. Em 2003, a Goldman Sachs previu que a China e a Índia se tornariam a primeira e a terceira maiores economias até 2050, com o Brasil e a Rússia a ocuparem o quinto e o sexto lugares.[2]

Em 19 de setembro de 2014, o presidente chinês Xi Jinping declarou que a China e a Índia deveriam encarar a questão da fronteira, bem como outras questões deixadas pela história, numa perspetiva positiva. Os dois países devem esforçar-se, através de negociações amigáveis, por encontrar uma saída justa e mutuamente aceitável. Afirmou ainda que a amizade e a cooperação não serão objeto de qualquer compromisso. A China e a Índia, como duas civilizações antigas, têm a capacidade e a astúcia para descobrir os meios de criar harmonia entre os dois vizinhos colossais. A China não hesita em apoiar a cooperação vital com a Índia, tendo em conta alguns componentes, incluindo o encontro China-Rússia-Índia, os BRICS, o G20, a Organização de Cooperação de Xangai e outros. O objetivo da Índia de assumir um papel mais dinâmico na ONU, e também no Conselho de Segurança da ONU, é verdadeiramente adequado para a China. O mundo inteiro estará atento se a China e a Índia derem as mãos. . Herdando e levando adiante os Cinco Princípios da Coexistência Pacífica, devem reforçar a cooperação estratégica para lidar com questões globais. Ambos os Estados devem promover as ideias de igualdade soberana, equidade e justiça, segurança comum, crescimento comum, benefícios mútuos e inclusão, para sustentar os interesses comuns não só dos seus próprios países, mas também dos enormes outros países emergentes.[3]

Basicamente, a Índia e a China são duas das civilizações mais importantes da antiguidade. As suas relações comerciais remontam ao século VI d.C. O escritor Xingu Liu, no seu livro "Ancient India and Ancient China: Trade and Religious Exchanges A.D. 1-600", explicou as associações entre os dois domínios antes da era do século VI d.C. O período foi marcado pela difusão da cultura e das normas religiosas, como o budismo, da Índia para a China, para além dos diversos itens do comércio.[4]

Num livro intitulado "China and India, conflict or cooperation", os autores Sidhu e Yuan analisam uma série de assuntos-chave, incluindo suspeitas e percepções erróneas mútuas, a fronteira discriminada, a importância do Tibete e de Sikkim, o comércio, o confronto sobre diversos tratados de não-proliferação, o terrorismo, os papéis regionais dos EUA e do Paquistão e o impacto da opinião pública interna e dos interesses especiais. No entanto, vêem uma tendência para uma abordagem mais

---

[2]"BRIC Countries' Path to 2050. "GLOBAL SHERPA. http://www.globalsherpa.org/.

[3]"O Presidente Xi Jinping fala sobre as relações China-Índia". CNTV. 19 de setembro de 2014. Acedido a 1 de janeiro de 2015. http://www.China.org.cn/.

[4]Liu, Xinru. Ancient India and Ancient China: Trade and Religious Exchanges, AD 1-600. Delhi: Oxford University Press, 1988.

pragmática em Pequim e Nova Deli na gestão das disparidades, juntamente com a escalada dos interesses comuns.[5] Uma vez que o gigante emergente da Ásia tem sido um fator de irritação para o Ocidente na ordem mundial internacional, o autor, no seu livro "The Rise of China and India: A New Asian Drama", o autor analisa os impedimentos e as oportunidades de uma região sustentada pela ascensão da China e da Índia.[6] Centrando-se na região do Sudeste Asiático, o escritor Pankaj Jha, no seu livro "India and China in south East Asia", aborda a forte concorrência e a cooperação especial entre a Índia e a China.[7]

O primeiro-ministro da Índia, Narendra Modi, é um grande admirador do "modelo chinês de desenvolvimento económico" e o seu governo iniciou um programa para converter a Índia num "centro de produção global". Por outro lado, Xi Jinping considera a China e a Índia como "os dois motores da economia asiática" (17 de setembro de 2014). De acordo com um relatório do (TOI) Times of India, de 2 de março de 2014, o comércio (exportações e importações) da Índia com a China foi de 7 mil milhões de dólares em 2004, 38 mil milhões de dólares em 2008 e 65 mil milhões de dólares em 2013. Ambos os Estados designam a sua relação de intercâmbio como "Comércio Sul-Sul" e ambos estabeleceram um objetivo de 100 mil milhões de dólares até 2015. Ambos são membros fundadores do BRICS. Antes dos anos fiscais de 2012-13, os EAU eram o maior parceiro comercial da Índia, mas a China aparece como o seu principal parceiro comercial em 2008, 2011 e 2014. De acordo com uma declaração conjunta assinada em 9 de abril de 2010, a China e a Índia estão a tentar crescer pacificamente em conjunto e ambos lhe chamam "uma parceria estratégica e cooperativa para a paz e a prosperidade". Foram realizados exercícios militares conjuntos entre as forças militares de ambos os Estados em 2007, 2008 e 2013. Existe uma série de Diálogos Económicos Estratégicos (DEE) conjuntos entre os dois países; o primeiro DEE teve lugar em 2011, o segundo em 2012 e o terceiro em 2014. Ambos os Estados mantêm intercâmbios normais a nível ministerial. A China tenciona participar nos projectos nucleares indianos previstos no valor de 150 mil milhões de dólares. Nas zonas fronteiriças, a Índia e a China chegaram a acordo sobre um "Protocolo sobre as modalidades de aplicação das medidas de combate às guerras no domínio militar ao longo da ALC". Xi Jinping declarou em 18 de setembro de 2014 que, para levar a nossa muito deliberada e acomodada joint venture de harmonia e serenidade a caminho de um plano superior, a Índia e a China procuram mutuamente uma parceria.

---

[5]Sidhu, Waheguru Pal Singh, e Jing Dong Yuan. China and India: Cooperation or Conflict? Boulder, Colorado: Lynne Rienner Publishers, 2003

[6]Lam, PengEr. The rise of China and Indiaa New Asian Drama. Singapura: World Scientific, 2009

[7]Jha, Pankaj. Índia e China no Sudeste Asiático: Competition or Cooperation? Nova Deli: Manas Publications, 2013.

Os grupos de trabalho conjuntos que ligam os dois Estados analisam os investimentos e as questões relacionadas com o comércio. Os diretores executivos de ambos os Estados fazem recomendações para alargar a cooperação em matéria de comércio e investimento. Para além de uma troca anual de visitas entre os ministros dos Negócios Estrangeiros, os primeiros-ministros da Índia e da China dispõem de uma linha telefónica direta para melhorar a comunicação. A China é membro do Fórum Regional Ásia-Europa (ARF), ou seja, do Fórum Regional da ASEAN e da ASEM. Simultaneamente, a China e a Índia contribuem para a Cimeira da Ásia Oriental (EAS). No que diz respeito à segurança ambiental, ambos os Estados declararam, num comunicado conjunto, "cooperação bilateral no domínio da atenuação e adaptação às alterações climáticas" e decidiram reforçar essa colaboração. Ambos os Estados assinaram um memorando de entendimento sobre tecnologias verdes em 2010.[8]

Claramente, os produtores de abordagens da China e da Índia começaram a concentrar-se progressivamente nas reviravoltas sociais e políticas do intercâmbio bilateral. Esperavam que o intercâmbio comum de 30 mil milhões de dólares até 2010 acabasse por ser válido. No entanto, P.K. Basu avaliou criticamente as técnicas de desenvolvimento da Índia e da China e previu que a participação financeira comummente vantajosa entre as duas economias alteradas e o desenvolvimento de relações com forças locais e mundiais deveriam oferecer um futuro mais saudável.[9]

O primeiro-ministro chinês Li Keqiang, da comissão indiana de Assuntos Mundiais, sublinhou a necessidade de se conhecerem as novas portas abertas da colaboração Índia-China. Conforme indicado pelo executivo chinês, ambas as nações partilharam intrigas, mais do que a diferença de hobbies. Os dois lados discutiram o intercâmbio e a assistência a empreendimentos, e consentiram em abraçar grandes empreendimentos de participação, incluindo zonas modernas, rotas ferroviárias, ajuste na respectiva troca e um esforço financeiro coordenado bem fabricado no meio da China e da Índia. O líder sublinhou ainda a associação dos dois principais mercados da China e da Índia e falou das suas complementaridades. Anil K. Gupta e Haiyan Wang[10] , co-autores dos livros Getting China and India Right e The Quest for Global Dominance, sublinharam igualmente a assimilação económica da China e da Índia. Prevêem que, até 2020, o nó económico ladeado pela Índia e pela China

[8]"China e Índia: Asia's Budding Partnership or Growing Rivalray". IPRI Building Consensus. 3 de março de 2015. http://www.ipripak.org/.

[9]Parikshit K. Basu, (2007) "Critical evaluation of growth strategies: India and China", International Journal of Social Economics, vol. 34 Iss: 9, pp.664 - 677

[10]"Aproveitar as novas oportunidades na cooperação Índia-China". Rediff.Acedido em 5 de novembro, 2014.<http://www.rediff.com/news/column/seize-the-new-opportunities-in-India-China-cooperation/20130522.htm>

desempenhará um papel fundamental nas relações consideráveis de duas vertentes do globo.

Tendo em conta alguns factores perceptíveis, a provável relação entre a Índia e a China implica cooperação nos domínios que podem ser benéficos para a ascensão pacífica de ambos os Estados. No entanto, existe também a possibilidade de confrontação, antagonismo e mesmo hostilidade em algumas outras áreas em que os interesses respectivos de ambos os gigantes entram em conflito, por exemplo, o conflito fronteiriço, a relação com outros países, em especial os EUA e o Paquistão, as suas políticas de cerco, a competição por recursos energéticos, a corrida ao armamento nuclear, etc. Cooperando a nível internacional, a China e a Índia encontrariam convergência de interesses em questões como o terrorismo, as alterações climáticas, a reestruturação das instituições internacionais, a redução da dependência dos países em desenvolvimento em relação aos países desenvolvidos, a adoção de uma posição conjunta em questões de direitos humanos e a promoção de uma ordem mundial multipolar.[11]

Os actuais planos institucionais da China e da Índia e a sua vontade são um bom augúrio para o seu procedimento de intercâmbio, o que pode contribuir para o desenvolvimento da sua segurança e para o avanço da sua associação fundamental a longo prazo.[12]

A Índia representa um mínimo de mais de 1% no intercâmbio remoto agregado da China enquanto a China representa agora mais de 5% do intercâmbio externo agregado da Índia, o que faz apostas significativas para uma cooperação comum no que diz respeito à participação no seu intercâmbio externo agregado.[13] Apesar de a China e a Índia terem legados intensos e verificáveis, como um mestre chinês aceita que os laços de intercâmbio mais fundamentados e as estruturas monetárias complementares não podem garantir a fundação rápida de um acordo de comércio livre (ACL) entre as duas nações". O Estado-nação da Índia tem estipulações particulares e, o facto de a mercadoria chinesa ter sido libertada e ter submergido os mercados da Índia tem sido motivo de angústia entre os grupos empresariais da Índia. Até agora, persiste a fração em que os dois estados Índia e China se empenharam em empreendimentos compartilhados e, atualmente, eles abrangem empreendimentos comuns nos campos de petróleo do Sudão e nas

---

[11]"Índia e China: Prospects and Challenges". Revista Internacional de Investigação em Ciências Sociais

Vol. 2(8), 48-54, agosto (2013).

[12]M. K. Venu, "Strategic cooperation defines our ties", entrevista com o embaixador chinês Sun Yuxi, The Economic Times (Nova Deli), 22 de setembro de 2005, p. 10.

[13]"Likely Sino-Indian FTA Conducive to Nation", China Business Weekly, Pequim, 12 de abril de 2004, p. 1.

empresas de petróleo do Cazaquistão. Em janeiro de 1993, a primeira aventura unida entre a China Metallurgical Import Export Corporation e a India's Mideast Integrated Steel Limited foi enviada para Orissa.[14]

As promissoras aventuras externas e o rápido desenvolvimento das relações de troca estão a tornar as ligações monetárias mais sólidas no meio da Índia e da China. [15]O intercâmbio entre a Índia e a China, que em 2000 era de dois vírgula noventa e dois mil milhões de dólares americanos, passou de 2,92 mil milhões em 2008 para cinquenta e um vírgula oito em 2008, tornando a China num dos maiores cúmplices de intercâmbio de produtos da Índia, suplantando os EUA. Para o envolvimento financeiro e empresarial da Índia com a China, existem várias componentes institucionais, incluindo um grupo de estudo conjunto (JSG) para analisar as potenciais complementaridades entre as duas nações em termos de participação monetária e um plano monetário comum alargado (JEG) para as relações comerciais e financeiras, a inovação e a tecnologia, a fim de determinar a viabilidade de um acordo comercial regional bilateral, um grupo de trabalho conjunto (JTF) e o diálogo estratégico e económico Índia-China (SED). Demonstrando as suas complementaridades, as relações comerciais e teóricas Índia-China aumentaram rapidamente ao longo dos últimos anos.[16]

Narendra Modi, o primeiro-ministro da Índia, e Xi Jinping, o presidente da China, encontraram-se em Nova Deli. Na sua conversa em particular, Xi mostrou-se firme em transmitir o florescimento à Ásia e criar perspectivas para o mundo. Os pioneiros sublinharam que, através de um esforço conjunto, podem prosperar financeiramente de forma semelhante. Além disso, insistiram no aumento da participação através do intercâmbio e da especulação. No seu discurso aos meios de comunicação social durante a reunião oficial, o Presidente chinês Xi Jinping anunciou que, entre os principais objectivos da minha primeira visita à Índia, o principal é fazer avançar o nosso parentesco[17]

Os dois velhos avanços humanos estiveram obviamente em silêncio durante muito tempo. A era da colonização ocidental, pouco tempo depois, trouxe a estes dois países um debate regional muito próximo, o que levou a uma guerra em 1962.

[14]"Beijing establishes joint venture in India", Xinhua, citado em Foreign Broadcast Information ServiceChina-93-013, 22 de janeiro de 1993, p. 15

[15] "China e Índia: Greater Economic Integration". China Business Review.Acedido em 16 de novembro,
2014. <http://www.Chinabusinessreview.com/China-and-India-greater-economic-integration>

[16]"Relações Económicas Índia-China. "Relação Económica Índia-China. Acedido em 20 de novembro de 2014.<http://ris.org.in/personnel/faculty/259 .html>

[17] "NarendraModi pede para resolver a disputa de fronteira enquanto o presidente chinês Xi Jinping convida Modi para a China | Últimas notícias e atualizações no Daily News & Analysis." Dna. Acessado em 5 de abril de 2015.< http://www.dnaIndia.com/India/report-chinese-president-xi-jinping-arrives-in-India-for-3-day-visit- narendra-modi-in-gujarat-to-receive-him-2019289>

Hoje em dia, a afinidade entre estes titãs em ascensão tem a ver com o conflito e a competição. Desde há anos, o rápido desenvolvimento do respetivo intercâmbio fez da China o maior cúmplice de intercâmbio da Índia. A organização noticiosa chinesa explicou em 2 012-11-26 que, independentemente do debate marginal, a Índia-China partilha as perspectivas de colaboração. De um modo geral, os resultados potenciais financeiros inexplorados das duas nações estariam a implicar o enorme potencial para um desenvolvimento estável do intercâmbio. A narrativa dos laços recíprocos entre a China e a Índia poderia ser mais de colaboração do que de confronto. Para fazer avançar a colaboração bilateral num conjunto de domínios, juntamente com o quadro, a inovação e a vitalidade, a segunda ronda do seu diálogo financeiro fundamental teve lugar em Nova Deli. Os empreendimentos básicos, porém problemáticos, de recuperar o emprego dos indivíduos e melhorar suas economias excepcionais ensinaram a confiança nas duas nações para manter seus laços financeiros incessantemente explosivos.

Tanto a China como a Índia partilham o mesmo fólio para sustentar a imagem dos Estados criadores nas reuniões mundiais, por exemplo, FMI e BM. Ambos os Estados precisam de estar bem cientes de que talvez levem anos a perceber finalmente a resposta para a sua questão regional aguda. Seja como for, é poderoso o facto de os pioneiros da Índia e da China estarem entusiasmados com o dilema marginal. Eles têm a ideia de que o mundo é suficientemente grande para que a China e a Índia construam as suas economias, misturando as flutuações.[18]

Com ambos os lados animados para estender a cooperação sobre a contenção, o primeiro-ministro chinês afirmou que "a fábrica do mundo e o back office do mundo" completaram uma mistura triunfante, saudando as associações da república da Índia para a República Popular da China, além de prometer financiamento muito obrigado para a progressão do estabelecimento. Apesar do seu estatuto de separatista de linha dura, Nerandara Modi tentou o seu melhor para restaurar a economia de mercado da Índia que os profissionais declaram ter mantido em torno do estabelecimento de ervas daninhas. Os problemas da periferia estão na mesa de negociações para a visita do primeiro-ministro chinês Xi, mas a China e a Índia em cooperação declararam que ambos os estados precisam igualmente de se concentrar em esforços coordenados relacionados com dinheiro, com a Índia à procura de patrocínio chinês para uma atualização das suas ligeiras linhas ferroviárias e investimento em vitalidade nuclear. Num artigo do jornal diário indiano (The Hindu), o Sr. afirmou que "as relações China-Índia transformaram-se numa campeã entre as relações bilaterais mais dinâmicas e promissoras do século XXI". Os novos funcionários da Índia deram alojamento de primeira linha a Xi Jinping no local onde

[18]"A China e a Índia partilham amplas perspectivas de cooperação apesar das disputas fronteiriças". - Xinhua. Acedido a 12 de abril de 2015.

ele viveu a infância, e o presidente da República Popular da China instigou a "visita da mulher" com cooperação bilateral, tentando reorganizar a associação entre os inimigos da Ásia.[19]

D. A. Mahapatra é um correspondente indiano que trabalhou anteriormente nas Universidades de Jammu, Mumbai e na Universidade Central de Punjab. Atualmente, está associado à Universidade de Massachusetts em Bos. Num dos artigos de tendência do RIR (Russia and India report), Debidatta Aurobinda Mahapatra complementou os resultados possíveis do esforço conjunto de resistência e segurança entre a China e a Índia. A visita do pioneiro chinês e a inevitável visita do pioneiro indiano à China fortalecerão ainda mais as relações. É possível que a crescente união de interesses possa levar ambas as zonas a adotar uma metodologia conjunta em relação a várias preocupações distintas. Do ponto de vista comum, seria encantador observar a forma como o Paquistão encara a crescente amizade entre a Índia e a China. Trata-se de uma espécie de triângulo complexo em que os três territórios - China, Índia e Paquistão -, apesar das ligações sociais e crónicas estabelecidas desde há muito tempo, acabaram por se confrontar ao caracterizarem as suas políticas mútuas. Para além de um plano de luta contra os agravamentos como a miséria, o terrorismo, o fundamentalismo religioso, etc., seria muito concebível que a Índia, a China e o Paquistão se reunissem regularmente. É possível que demore mais alguns anos, mas os sinais não são assim tão repulsivos. No entanto, com os planos chineses para partes específicas e vizinhas e com o primeiro-ministro da Índia a passar em breve pelo Paquistão com uma boa disposição para adotar uma metodologia calma em relação às questões locais, a possibilidade de desenvolver o século asiático pode não estar muito longe.[20]

O livro "China, India and united states rivalry for vitality assets" clarificou as possibilidades de uma futura participação ou rivalidade entre a China, a Índia e os EUA, que talvez se baseie em algumas perspectivas. Há uma necessidade crítica de fortalecer a participação, particularmente porque a Índia e a China continuam a ser atormentadas por dificuldades comparativas de vitalidade. O reconhecimento partilhado das suas intrigas regulares levaria os EUA, a China e a Índia a descobrirem abordagens para atenuar as suas disparidades. De um modo geral, existe um espaço seguro de interesse entre a China e a Índia no círculo da essencialidade . Uma vez que os mercados da imperatividade estão verdadeiramente interligados, vários planos

[19]"Xi da China faz a primeira visita à Índia, buscando redefinir os laços - The Express Tribune." O Express Tribune Chinas Xi faz a primeira visita à Índia, buscando redefinir os comentários dos laços. 17 de setembro de 2014. Acedido em 10 de março de 2015.

[20]"Perspectivas da cooperação em matéria de defesa e segurança entre a Índia e a China | Relatório Rússia e Índia. "Rússia e Índia Relatório.Acedido a 16 de abril de 2015.<http://in.rbth.com/articles/2012/09/10/prospects_of_India-China_defence_and_security_cooperation_17549.html>

de jogo que reforçam a segurança da imperatividade da China redesenham de igual modo a da Índia, e vice-versa. A afirmação de apoio que desenvolve a segurança da imperatividade em ambos os países deve ser bem recebida pelos clientes da imperatividade em todo o mundo. Além disso, o esforço conjunto sino-indiano no Sudão realça o entusiasmo de dois países em colocar activos em riscos elevados ou em gamas questionáveis, além de reconhecer taxas de retorno que são mais terríveis do que o normal, recordando o objetivo decisivo de se familiarizarem com as recuperações.

Os dois países aparecem de forma diferente no que diz respeito às questões relativas ao comércio e à progressão, à Organização Mundial do Comércio, ao acordo de deliberação aberta generalizada, às declarações comerciais regionais/incentivadas, à externalização, ao esforço global, às hipóteses externas. As revelações mostram que, por mais que as suas abordagens privadas para gerir as questões orçamentais se desviem, a China e a Índia assumem posições praticamente idênticas a nível global em relação a vários problemas principais, recuperando imagens que existiam no meio do rápido período pós-bloqueio. A cooperação entre a China e a Índia poderia dar atividade na luta contra a mudança relacionada com o dinheiro nas nações produtoras. (Livro: China Índia e o apelo monetário global) As relações comerciais e económicas entre a Índia e a China desenvolveram-se rapidamente ao longo dos últimos anos. Atualmente, é concebível que seja necessário criar uma série de estruturas a favor de negócios suaves e ter uma tendência para não impor obstruções, para examinar o latente mais a razoabilidade da estrutura destinada a mudar negócios e esforços separados.

A investigação e o sistema de informação para os países em vias de desenvolvimento instigaram esforços preliminares, neste sentido. A dissertação deliberada sobre "A Road to Common Prosperity-Examination of an FTA [amidst] India and China" (Um caminho para a prosperidade comum-Exame de um acordo de comércio livre entre a Índia e a China), realizada nos [dias] 10 e 11 de março de 2003 sob a direção do Sr. Li. W, foi concebido e apresentado no simpósio mundial sobre "Construir uma nova Ásia: Rumo a uma Comunidade Económica Asiática". A investigação e o sistema de informação recomendam, além disso, a execução de uma carreira sobre o significado do acordo de comércio livre entre a Índia e a China. A investigação, juntamente com o sistema de informação, avaliaria de igual modo a magnitude da proposta de Kunming do ponto de vista indiano. Foram criadas algumas associações com as associações de investigação chinesas, que serão reforçadas no ano seguinte.[21]

[21]"Relações Económicas Índia-China. Relações Económicas Índia-China. Acessado em 16 de fevereiro,

Tendo em conta a sua periferia testada, a rivalidade nuclear, a disputa pelo poder na Ásia, a criação de relações monetárias, não obstante as questões internas, a relação entre estas duas forças terá um impacto significativo na segurança e no desenvolvimento da região e nos interesses essenciais dos EUA. No entanto, os movimentos da relação sino-indiana são minuciosamente percepcionados pelos americanos. Bardhan inspecciona as mudanças relacionadas com o dinheiro dos dois países, a ilustração e a síntese do avanço de cada nação, e as questões que perturbam os seus fragmentos relacionados com a fábrica, a mecânica, as infra-estruturas e o dinheiro. Ele considera como estas variáveis afectam a miséria, a desigualdade e o ambiente da China e da Índia, como as partes políticas moldam a amostra de cada país de empreendimentos privados em expansão e como o enorme desespero que está a diminuir em ambos os países é essencialmente devido a componentes de vizinhança - e não a um compromisso global, como a maioria reconheceria. O pensamento do Indo-Pacífico, que permite à Índia ser cúmplice direta, em vez de cúmplice da conspiração dos EUA, apelou a uma "demonstração certificável das potências asiáticas" que une a América e a China na via da afirmação da defesa oceânica no Oceano Índico e exige uma orquestração imparcial da segurança na região.[22]

É claro que a China sempre adoptou uma metodologia externa calma em relação à sua vizinhança. Ao realizar o movimento da Faixa da Rota da Seda com vivacidade, a China tem sido verdadeiramente corajosa na sua abordagem da vizinhança. Tem tentado reforçar as suas relações com cada Estado vizinho.[23]

Em 2013, a associação chave e acolhedora significava tranquilidade e prosperidade entre dois estados Índia e China. Mais se revelou mais significativa, com intercâmbios e apoios alcançados em todos os fragmentos. Os dois países defenderam uma coordenação e uma relação estreitas nos esforços próximos e globais. Ambos os Estados mantiveram um contacto estreito nas relações regionais e globais, por exemplo, as Nações Unidas, o G20, os BRICS, o BASIC e o quadro China-Índia-Rússia. Contribuíram para impulsionar a Ronda de Doha da OMC, tentaram tentativas de abordar as alterações naturais, o terrorismo, a segurança do sustento e do essencial, e protegeram as diversões fundamentais dos dois países e dos países produtores com tudo o que foi tido em conta.[24]

2015. <http://ris.org.in/personnel/faculty/259.html>

[22] "China - Artigos". Índia e China,Notícias ÍndiaChina,Política da Índia na China,Questões ÍndiaChina,Problemas da Índia na China,Política Externa Chinesa. Acedido em 16 de abril, 2015 .<http://www.ipcs.org/region/China>

[23] "Previsão do IPCS: China em 2015". Instituto de Estudos da Paz e Conflitos. Acedido em 10 de janeiro de 2015.

[24] "China e Índia. Ministério dos Negócios Estrangeiros da República Popular da China. Acedido a 1 de janeiro de 2015.

1.7 Metodologia de investigação

O estudo utilizará técnicas subjectivas e quantitativas para a exploração. O exame quantitativo contém informações factuais sobre o intercâmbio entre a Índia e a China, ao passo que a investigação subjectiva se debruça sobre os resultados concebíveis da colaboração e da confiança entre a China e a Índia, os entendimentos sobre o intercâmbio entre a Índia e a China e os desejos de intercâmbio. Ao concentrar-se na interpretação subjectiva, este estudo irá, através dessas percepções, procurar compreender um fenómeno mais amplo e a natureza multifacetada de uma relação inter-relacionada, tendo assim em conta as ligações autênticas, financeiras, políticas e contemporâneas.

Além disso, a exploração é feita à luz da abordagem do pensamento indutivo, em que uma teoria é proposta no primeiro lugar do exame, seguida de um arranjo de hipóteses e de uma investigação posterior. Foram utilizadas informações essenciais e facultativas como parte do pedido para decifrar o resultado. Foram utilizadas informações essenciais, como reuniões, valores de câmbio, relatórios e arquivos, bem como fontes de informação facultativas, para decifrar as possibilidades de relações financeiras entre a Índia e o botão.

1.8 Organização do estudo

Neste documento, o conteúdo é isolado em seis secções. A secção principal é a apresentação do tema, o seu exame interno e externo. A segunda secção, intitulada "Arranjo hipotético", trata da compreensão hipotética da questão, concentra-se na ideia de relação e desejo de troca no contexto da participação recíproca da China e da Índia no distrito. A terceira secção trata das relações recíprocas entre a China e a Índia no âmbito de uma ligação crónica. A quarta secção investiga a colaboração como plausibilidade entre estas duas economias em desenvolvimento da Ásia. A quinta parte apresenta sugestões e possibilidades das relações financeiras entre a China e a Índia. A sexta parte dá por terminado o estudo e apresenta descobertas e sugestões para ambas as nações.

Capítulo 2

QUADRO TEÓRICO

A verdadeira suspeita, especulações fundamentais no estudo, é que tanto a Índia como a China precisam de colaboração para se apoiarem mutuamente com um objetivo final específico de apoiar as suas economias, uma vez que a Índia pode explorar a economia em desenvolvimento da China na Ásia e a Índia pode servir como um cliente fantástico para a China. A segunda suspeita em relação à Índia e à China é que deveriam colaborar entre si em vez de rivalizarem. Isto irá construir empreendimentos comuns e criar um ambiente extra útil que facilitará a mitigação dos reconhecimentos e psique deprimentes que igualmente repousam no plano das duas nações, como a hipótese de associação e a hipótese do desejo de troca enfatiza que a troca aberta seria capaz de comunicar harmonia e paz aos países marciais.

2.1 Teoria da Interconexão/Interdependência

Em tempo de globalização, todas as nações dependem umas das outras, uma vez que os benefícios e o desenvolvimento não podem ser alcançados de forma letal. Isto foi conseguido como resultado de viver de acordo com as expectativas uns dos outros para ajudar a economia. Por conseguinte, foi concebida a hipótese da dependência complexa, que tem em conta as relações globais. Esta hipótese foi detalhada por Joseph Nye e Robert Keohane em Power and Interdependence: world politics in transition (Poder e interdependência: a política mundial em transição), que defendem que as fortunas das nações estão quase ligadas, o que faz com que uma nação dependa de outra e inicia a colaboração entre nações em vez da rivalidade. A economia mundial está a dar importância à liberalização do câmbio que está a derrubar os obstáculos ao câmbio para apreciar as vantagens. Esta hipótese reforça a vida tranquila e a colaboração. A principal recomendação de relações complexas é à luz dos canais de alcance que unem as diversas ordens sociais do mundo e uma teia de colaboração está a construir-se, consequentemente, fazendo a associação de nações. Esta associação liga os grupos administrativos e não legislativos de dois Estados. Esta hipótese de relação complexa elimina a probabilidade de guerra entre os Estados industrializados.

A relação entre a Índia e a China, através do compromisso financeiro e da colaboração, pode trazer vantagens comuns para ambas as províncias. Ambas estão a melhorar a dependência através do intercâmbio; no entanto, as questões políticas obrigam à interdependência. As contendas no meio da Índia e da China podem ser controladas se houver um melhor intercâmbio. Depois das responsabilidades financeiras bilaterais, a dependência do intercâmbio entre as duas nações irá promover a solidez no local, uma vez que existem riscos difíceis de gerir as questões de contenção com mão de ferro, ou seja, o poder militar.

2.2 Teoria das expectativas comerciais

Dale C. Copeland apresenta uma forma alternativa de lidar com a associação de trocas e o desejo de troca utilizado. A hipótese da Expectativa de Troca ajusta-se clarificando a ideia de relação monetária, misturando a suposição liberal de que as vantagens da troca podem gerar um lucro de paz para evitar a guerra com a abordagem da escola realista de considerações de que os estados podem ser arrastados para a guerra para garantir os seus produtos vitais por despesas concebíveis de cessarem eles próprios. A soma das vantagens e das despesas esperadas do absolutismo em relação à troca revela o objetivo genuíno da dependência que um Estado experimenta, a desvinculação total da troca pode levar um Estado a suportar não só as despesas de reorganização da sua economia para a nova fase, mas também a perder as vantagens que vão ser obtidas com a troca [25].

Além disso, a hipótese do desejo de troca adquire outra variável causal, ou seja, a probabilidade de troca futura, experimentando o seu impacto na estimativa completa concebível da alternativa de troca se um Estado optar por evitar a guerra. Complementa a aparência alterada na autenticidade e radicalismo dos níveis de confiança em qualquer altura, com o pensamento dos desejos dinâmicos das autoridades e planos para o que está para vir. 41 Copeland afirma ainda que as novas expectativas podem ser coordenadas pelo pensamento paralelo de futuros desejos de troca e níveis de associação [26].

A colaboração e as garantias de intercâmbio entre a China e a Índia revestem-se de grande importância, tendo em conta a importância crescente desta zona no estádio das questões legislativas mundiais. Questões como a natureza da segurança são preocupantes, tendo em conta o facto de terem um efeito nas relações monetárias mundiais. Assim, é útil dissecar a associação de intercâmbio em expansão e o desejo entre duas nações sob a lente da autenticidade - radicalismo na hipótese universal.

2.3 Debate

Os liberais são da perspetiva de que a dependência monetária pode diminuir as possibilidades de um confronto mobilado entre dois Estados, tendo em conta o facto de as vantagens e os pontos focais resultantes da troca serem muito mais elevados do que os resultados de movimentos de força. Enquanto, na coluna oposta, os realistas são da perspetiva de que uma confiança monetária mais notável pode aumentar as possibilidades de guerra. A atual

[25]Dale C. Copeland, "Economic Interdependence and War: A Theory of Trade Expectations", International Security, Vol. 20, No.4, primavera de 1996.
[26]Ibid.

O arranjo do mundo é anárquico por natureza, pelo que os Estados estão em constante apreensão para manter a sua segurança. Por isso, os Estados vêem-se a si próprios como mais indefesos e são propensos a entrar em guerra se houver uma ocorrência de confiança. Embora ambas as escolas de pensamento tenham os seus próprios benefícios e méritos. Aceito a hipótese de associação da escola radicalista de considerações, que é mais adequada para esta exploração, ao gerir a ligação financeira e a segurança de duas nações.

Os liberais defendem que a associação entre os Estados pode cultivar a paz; no entanto, só é concebível quando os Estados têm níveis de intercâmbio elevados no futuro, o que é previsível. A metodologia dos realistas é muito surpreendente, na medida em que, quando os Estados que se relacionam de forma grosseira confiam que a troca será severamente defensiva ou quando os desejos de troca para o futuro são baixos, os Estados que se relacionam de forma grosseira serão os que idealmente desencadearão a guerra devido à preocupação de perderem os recursos vitais e financeiros que reforçam a sua segurança a longo prazo. Em termos claros, dependendo dos desejos de troca no futuro, a dependência alargada não pode iniciar a paz nem provocar a guerra.[27]

As duas escolas de pensamento notáveis nas Relações Internacionais - autenticidade e radicalismo - aceitam que o seu esclarecimento é defendido se o intercâmbio e a dependência financeira levam a construir as contendas ou se têm tendência para as diminuir. Os realistas afirmam que haverá um incrível problema de segurança como consequência da intensificação das associações, o que acabará por provocar mais confrontos. Os liberais, por seu lado, afirmam que o aumento das associações pode provocar confrontos menos equipados entre os Estados. Subsequentemente, a escrita acessível centra-se em torno da discussão civil entre realistas e radicais, colocando o seu peso no dilema desordem/segurança e na hipótese da paz justa.[28]

A escola de pensamento realista declara que o seu modelo de conflito de trocas é adequado e reforça as hipóteses significativas do global, uma vez que neste arranjo anárquico do mundo haverá uma vulnerabilidade reforçada como consequência da intensificação da associação, que acabará por provocar confrontos militares alargados. Esclarecem a razão, afirmando que não obterão os benefícios devidos do intercâmbio, no caso de uma associação financeira alargada, o que dará origem a confrontos militares entre Estados[29].

O mais notável defensor da escola de pensamento realista, Kenneth Waltz, afirma que "a associação estreita aproxima a proximidade do contacto e aumenta as possibilidades de choque periódico". Além disso, ao longo do tempo, numerosos investigadores

---

[27]Ibid.

[28]Katherine Barbieri e Gerald Schneider, "Globalization And Peace: Assessing New Diretions In The Study Of Trade And Conflict", Journal of Peace Research, Vol.36, No.4, 1999: 387-404.

[29]Ibid.

inferiu que as nações têm uma elevada probabilidade de guerra no caso de serem mais apresentadas ao intercâmbio com outros estados. A ideia subjacente a este ponto é que, com a liberalização do comércio e a abertura do comércio multilateral, a respectiva dependência de qualquer nação é diminuída à custa de um confronto bilateral, pelo que existe uma grande probabilidade de o comércio alargado provocar um confronto militar, em especial para as nações que são coerentes entre si em termos de território. O estudo mais conhecido demonstra que uma associação monetária alargada tem potencial para intensificar o confronto[30].

Apesar do facto de este tipo de estudo ser sensato, existem algumas falhas fundamentais que devem ser corrigidas. Em primeiro lugar, apesar do facto de um Estado poder trocar mercadorias de vários países diferentes em trocas multilaterais, é redundante que isso diminua reciprocamente a dependência de uma nação específica. Por exemplo, se dois Estados estiverem envolvidos na troca de armas respetivamente, independentemente da possibilidade de um Estado estar envolvido em trocas multilaterais com outras nações, a dependência do Estado em relação à nação principal para as armas não diminuirá.

Além disso, o custo da contenda entre Estados será satisfatório para influenciar as actividades e os movimentos dos Estados em direção a outros Estados, o que poderá evitar confrontos militares. Barbieri sustenta a sua afirmação de que a expansão das relações melhora os confrontos militares ou o debate interestatal mobilizado. Ela mudou a estimativa e o pré-requisito hipotético do estudo. Ao observar esta mudança e ao controlar a confiança fugaz, pode haver um apoio real à perspetiva dos liberais de que a associação monetária pode ter impacto na diminuição dos confrontos militares.[31]

Pelo contrário, os estudiosos do conceito de laissez-faire no contexto da interdependência monetária remetem para os trabalhos de Montesquieu e Kant, centrados na análise custo-benefício e nos efeitos da liberalização do comércio, argumentando que as possibilidades de conflito armado podem ser limitadas pela interdependência económica [32]. Os liberais são de opinião que a paz pode ser promovida pelo comércio porque a violência e a agressão implicam custos elevados que as nações não podem pagar. O comércio proporciona lucros e benefícios para ambos os países e pode ser perdido se houver guerra entre os Estados.

[30] Katherine Barbieri, "Economic Interdependence: A Path To Peace Or A Source Of Interstate Conflict?", Journal of Peace Research, Vol. 33, No.1, 1996: 29-49.

[31] John R. O, e Bruce Russett, "Assessing The Liberal Peace With Alternative Specifications: Trade Still Reduces Conflict", Journal of Peace Research, Vol. 36, No. 4, 1999: 423-42.

[32] "Globalization And Peace: Assessing New Diretions In The Study Of Trade And Conflict", Op. cit.

Os liberais podem fazer um escrutínio extremamente fundamental: por que razão os Estados entram em guerra se o intercâmbio comum está a oferecer vantagens a ambas as nações? O infortúnio é do estado na chance de que eles façam isso. É difícil para um estado iniciar uma contenda com um cúmplice de troca com o fundamento de que os pontos de interesse do bem-estar podem ser colocados em jogo. No caso de esta razão ser sã, não é capaz de esclarecer por que razão o confronto militar acontece se houver uma ocorrência de intercâmbio alargado. É neste ponto que a escola de pensamento liberal se torna frágil. No entanto, a razão do investigador que exprime esta associação favoreceria o comércio em vez do ataque [33].

Alguns opositores da escola de pensamento liberal proclamam que, em certos casos, se pode assistir a um aumento dos conflitos militares a par do aumento da interdependência económica. Os académicos explicam esta inconsistência introduzindo outras condições e variáveis que podem levar o comércio a um conflito. [34] Condições como a existência de informação assimétrica também podem influenciar a relação de conflito comercial.[35] Os resultados contraditórios da abertura no comércio bilateral e multilateral[36] e a inclinação para o conflito dos líderes democraticamente eleitos em comparação com os líderes autocráticos são outros factores que dão origem a diferenças de interesses.[37] Em alguns casos, variáveis como "conflito" e "comércio" podem afetar os resultados da investigação quando alguns utilizam a dependência comercial para medir o comércio e outros utilizam a abertura comercial ou a quota comercial[38] e outros consideram a eficiência do comércio como variável. Assim, os liberais tentaram explicar as falhas dos resultados que mostram que a interdependência reforça o conflito militar em vez de o reduzir.

[33] "Economic Interdependence And War: A Theory of Trade Expectations", Op. cit.

[34] Solomon William Polachek, e et. al, "Liberalism and interdependence: Extending the trade-conflict model," *Journal of Peace Research,* Vol. 36, No. 4,

1999: 405-22.

[35] "Interdependência económica: A Path To Peace Or A Source of Interstate Conflict?", Op. cit.

[36] Philippe Martin, e et. al, "Make Trade Not War?", *Review of Economic Studies,* Vol. 75, No. 3, 2008: 865-900.

[37] Christopher F. Gelpi e Joseph M. Grieco, "Democracy, Interdependence, And The Sources of The Liberal Peace", *Journal of Peace Research, Vol.* 45, No. 1, 2008: 17-36.

[38] Erik Gartzke e Quan Li, "Measure For Measure: Concept Operationalization And The Trade Interdependence-Conflict Debate", *Journal of Peace Research,* Vol. 40, No. 5, 2003: 553-71.

Capítulo 3

RELAÇÕES ÍNDIA-CHINA: PANORÂMICA HISTÓRICA

Olhando milhares de anos atrás para os antigos laços sino-indianos, a sua interface bilateral é evidente desde o século II a.C. Essa interface inicial foi categorizada em termos de intercâmbio material, espiritual e cultural. A ordem cronológica das relações bilaterais sino-indianas é a seguinte

3.1 Época Antiga e Medieval

Desde o século II a.C., os Estados da China e da Índia mantinham relações de intercâmbio. Uma antiga Rota da Seda contribuiu incrivelmente para o comércio social entre a China e o Ocidente. Desde o século II a.C. até ao século XV d.C., os magníficos desenvolvimentos entre a China, a Índia, a Grécia, a Pérsia e Roma foram transaccionados ao longo desta popular rota de intercâmbio, fazendo da autoestrada uma fantástica "ponte social" entre a Ásia e a Europa. As verdadeiras pistas dos laços bilaterais podem ser traçadas a partir da linha Han 206 a.C. a 220 d.C. Durante a tradição Han, um dos seus agentes, Zhang Qian, afirmou ter visto varas de bambu e vestuário fabricados na província de Sichuan e perguntou às pessoas de onde vinham estas coisas, tendo as pessoas respondido que eram de Shendu (Sindhu para a Índia). Havia uma rota marítima entre a China e a Índia entre os séculos IV e V, na era do imperador Han. Os navios chineses atravessaram o Oceano Índico e a expansão das actividades de navegação dos chineses no Sul constitui um marco na história da comunicação entre a China e os países estrangeiros.[39]

Durante as administrações Yan e Tang, as relações de intercâmbio continuaram a desenvolver-se. Os exercícios nos Maritimes estavam no topo. A observação das estrelas, o movimento, a sociedade e a inovação indianos avançaram em direção à China. Esta interface de duas vias foi verificada por outro exemplo de açúcar bruto que a China possuía, mas foi-lhe negada a inovação para uma melhor utilização do açúcar não refinado. A inovação na produção de açúcar passou da Índia para a China. As raízes da comunicação já tinham sido estabelecidas entre a China e a Índia. Para além da abertura de muitos centros de comércio e de ligações comerciais, havia uma outra ligação, a chamada ligação religiosa. Esta última ligação levou à realização de numerosas peregrinações espirituais da China para a Índia e

---

[39] Deepak, B R. "India-China Relations: An Overview. "Relações Índia-China", 03.S.B.Nangia, 2001.

vice-versa. [40]

No século [XVIII], os britânicos traçaram uma fronteira entre um lago e o desvio de Karakorum que incorporava um "planalto desolado" vazio. A China ignorou essa linha e, em meados da década de 1890, reivindicou Aksai Chin, que foi posteriormente reclamada pela Índia. Ambos os gigantes emergentes da Ásia resistiram à dispersão económica e ao imperialismo durante o mesmo período de tempo, desde o início do século [XX]. Nessa altura, a Índia tornou-se independente em 1947 e a China foi unificada pelo partido comunista chinês PCC em 1949. [41]

Nessa altura, os dois países partilhavam o sentimento anti-imperialista. A Índia foi o primeiro país a reconhecer a República Popular da China. A Índia e a China beneficiaram mutuamente da disciplina da tecnologia, da ciência e de uma série de outros domínios, para além do intercâmbio espiritual e material. A sua compreensão mútua foi ainda reforçada pelas visitas cruzadas dos seus embaixadores culturais, que se revelaram um padrão crucial de compreensão para a sua história moderna. Alguns factores internos e externos significativos arruinaram a beleza dos laços sino-indianos estabelecidos. Os desafios internos e a expansão colonial ocidental externa foram factores significativos. No entanto, ambos alargaram o seu apoio mútuo na luta contra o imperialismo. O acontecimento da primeira guerra de independência da Índia e da revolta Taiping na China levou a China e a Índia a colaborarem entre si, o que provocou ainda mais a compaixão mútua na sua luta frequente. A era de 1905-1947 foi marcada pela visão de amizade e associação de Nehru para explorar as potencialidades económicas. Apesar da guerra civil na China e de outras realidades, a República Popular da China foi reconhecida pela Índia como um regime legal.

As relações diplomáticas bilaterais desenvolveram-se desde que a Índia reconheceu a China em 1950. Para uma melhor compreensão dos laços sino-indianos, a panorâmica das relações bilaterais desde a década de 1950 pode ser dividida em quatro partes.[42]

> A fase inicial 1947-59
^ Relações deterioradas e frágeis (1959-88)
^ Rajiv Gandhi, Uma Era de Coexistência Pacífica (década de 1980)
^ Teste nuclear e relações com a Índia (década de 1990)

---

[40] Ibd

[41]Frankel, Francine R. "Legacies of History in Ndia-China Relations" [Legados da História nas Relações Índia-China]. In The India-China Relationship: Rivalry and Engagement [A Relação Índia-China: Rivalidade e Envolvimento]. Nova Delhi: Oxford University Press, 2004

[42]Arif, Sheikh Mohd. "A History of Sino-Indian Relations: From Conflict to Cooperation. "Academic Research Journals.International Journal of Political Science (2013).

^ Aprovação das relações bilaterais (a partir de 2000)

3.2 A fase inicial 1947-59

A fase inicial dos laços bilaterais históricos, de 1947 a 1959, foi marcada pela compreensão mútua. A China apreciou a política indiana de não-alinhamento e, por outro lado, na Assembleia Geral das Nações Unidas, a Índia insistiu duas vezes no restabelecimento da adesão da China à ONU. Mais uma vez, durante a guerra da Coreia, a Índia opôs-se à resolução da ONU que impunha restrições à China por ser um Estado antagonista. Foi após a guerra da Coreia que a China retribuiu declarando a Índia como chefe do comité de repatriamento dos prisioneiros de guerra. Além disso, em 29 de abril de 1954, a China e a Índia assinaram um acordo sobre o comércio que se baseia nos cinco P's, ou seja, no princípio da coexistência pacífica. No entanto, a diferença de opinião relativamente às reivindicações territoriais mútuas constituiu um fator de irritação nas relações sino-indianas. Embora a Índia lamentasse a ação chinesa no Tibete e pedisse uma solução pacífica, esta questão ficou resolvida quando a Índia reconheceu o Tibete como parte integrante da China, em 1954.[43]

No contexto das limitações militares da Índia e da sua cultura política, Nehru preferiu adotar uma abordagem amigável em relação à China. O facto de Nehru ser ingénuo em relação às intenções chinesas não significa que não tenha medido engenhosamente a política externa de Pequim. Este facto foi designado por política nehruviana de apaziguamento. Nehru estava ciente do facto de que nem a Índia nem os outros estados recentemente independentes do Sudeste Asiático poderiam triunfar em dissidência militar com a China. Assim, para agradar à China, Nehru descartou todas as sugestões que pudessem estimular o receio de cerco da China, incluindo um pacto de segurança regional liderado pela Índia e a resistência aberta à afirmação da soberania chinesa sobre o Tibete. Chegou mesmo a discutir com os Estados Unidos a perspetiva de os EUA reconhecerem a posição da China na ONU, embora tenha afirmado que a Índia preferia que a China se tornasse membro permanente do Conselho de Segurança. Até mesmo os Estados Unidos reconheceram a política da Índia de "caminho do meio" na região. Durante uma conversa privada no Departamento de Estado, os diplomatas americanos explicaram aos seus homólogos italianos:

"A política externa indiana, apesar de ser impossível de seguir, é totalmente compreensível. O governo de Nova Deli não escolheu a sua estratégia porque a sua

[43]Zhai, Qiang. "Tibet and Chinese-British-American Relations in the Early 1950s." journal of cold war studies 8, no. 3 (2006): 34-53.

compreensão da situação internacional contemporânea o levou a uma conclusão diferente daquela a que chegaram os Estados Unidos. Pelo contrário, a Índia escolheu o seu caminho seguindo o interesse nacional. Apesar de ser uma nação grande e densamente povoada, a Índia é também um país pobre e fraco. Assim, como não está em condições de assumir as responsabilidades de uma ação forte, prefere manter a sua política de meio-termo, apesar de isso implicar suportar os custos de concessões generosas".[44]

Em maio de 1951, Nehru avaliou o acordo assinado entre o Governo Popular Central e o Governo Local do Tibete como "um instrumento útil para reformar socialmente a região".[45]

Em abril de 1954, Nehru assinou um acordo com a China sobre o Tibete, no qual a região era referida como "a região do Tibete da China".[46] Este acordo não foi a primeira vez que a Índia reconheceu abertamente a posição chinesa no Tibete. O primeiro reconhecimento ocorreu em julho de 1952, quando o embaixador indiano na China afirmou: "Na sequência das alterações políticas ocorridas no Tibete, a Índia não tinha motivos para manter um emissário político em Lhasa e este tinha de ser substituído por um Consulado Geral." Em maio de 1954, Nehru volta a dizer ao Parlamento indiano que "durante os últimos cem anos, nunca ninguém questionou a posição jurídica chinesa no Tibete.[47]

3.3 Relações deterioradas e frágeis (1959-88)

As relações bilaterais Índia-China mantiveram-se depreciadas até 1988, altura em que o Primeiro-Ministro indiano Rajiv Gandhi visitou oficialmente a China. A ação exploradora e anti-religiosa da China no Tibete desiludiu os dirigentes indianos, a opinião pública e os meios de comunicação social. Em 1959, os líderes indianos decidiram acolher o Dalai Lama como "convidado do governo de Nova Deli" e conceder o estatuto de refugiado a dezenas de milhares de pessoas deslocadas que seguiam o seu líder espiritual.[48] O governo indiano questionou a intervenção militar chinesa no Tibete quando, em 1959, eclodiu uma rebelião no Tibete e a China enviou as suas forças para a reprimir. Nehru mostrou maior consideração pela rebelião e

---

[44]Embaixada de Itália, Telespresso no. 14128/4728 (Washington D.C., 28 de outubro de 1953)

[45]O texto do acordo encontra-se em TseringShakya, 449-52; TseponShakapba, Tibet: A Political History (New Haven: Yale University Press, 1967), 301-5

[46]Acordo com troca de notas sobre comércio e relações comerciais entre a região do Tibete da China e a Índia. Assinado em Pequim, em 29 de abril de 1954, (Nações Unidas, Série dos Tratados, volume 299, 1958), 57-81.

[47]Astarita, Claudia. "China-India Relations in the Twenty-First Century: Decoding Border Disputes with Critical Junctures". Journal of International Affairs.

[48]Girilal Jain, Panchsheel and After: A Reapprisal of Sino-Indian Relations in the Context of Tibetan Insurrection (Bombay: Asia Publishing House, 1960); Frank Moraes, The Revolt in Tibet (Kolkta: Srishti Publications, 1998)

caracterizou o motim como uma revolta. Este ato de Nehru provocou a ira do governo chinês e a China culpou a Índia pela crise precipitada, uma vez que apreciava e apoiava a rebelião.

O governo chinês alegou que tudo não passava de um esquema planeado, caso contrário um alto funcionário indiano não teria acompanhado o Dalai Lama desde a fronteira indiana até Deli. Nessa altura, os diferendos fronteiriços entre os dois países estavam a aquecer e, consequentemente, levaram à eclosão de uma guerra ao longo de toda a fronteira sino-indiana. Alguns factores importantes, como o cerco dos Estados Unidos à China e a entrada do Paquistão nesse cerco, apesar de o Paquistão e a China se terem tornado amigos numa fase posterior, levaram a Índia a aproximar-se da União Soviética, uma vez que a Índia tinha disputas territoriais com o Paquistão; a deterioração das relações sino-soviéticas; a derrocada económica na China e a fome que se seguiu, na sequência do grande salto em frente, foram responsáveis pela guerra. Os factores acima referidos contribuíram para a atitude frenética da China em relação à Índia, que provocou a eclosão da guerra de 1962.

A guerra fronteiriça sino-indiana começou em 20 de outubro de 1962, quando unidades do ELP atacaram uma série de posições indianas no sector oriental em Dhola e Tsangdhar. Outras unidades atacaram simultaneamente posições indianas no sector ocidental, ou seja, na zona do lago Pangon, Chusul, etc. Sem estarem preparadas para este ataque, as tropas indianas ficaram inicialmente traumatizadas. No entanto, conseguiram reforçar a sua posição defensiva tanto na agência fronteiriça do nordeste como em Ladakh. No sector oriental, apesar da resistência do exército indiano, os chineses dizimaram-nos a todos. A guerra durou cerca de um mês até a China declarar um cessar-fogo unilateral e começar a retirar as suas tropas da fronteira oriental. No entanto, no sector ocidental, chegaram a ocupar cerca de 14.500 milhas quadradas de território. As consequências da guerra foram de longo alcance e abrangentes. As relações bilaterais sofreram um revés após as guerras fronteiriças de 1962.[49]

As relações entre os dois países eram marcadas pela incompreensão e pela desconfiança mútua. A guerra indo-paquistanesa de 1965 e 1971 veio agravar ainda mais a tensão. No entanto, ambos os países desejavam melhorar as relações bilaterais. Na sua conversa com um diplomata indiano, Mao afirmou

"A Índia é um grande país e o seu povo é fantástico. Um dia seremos

[49]Frankel, Francine R. "India and China: Border Issues, Domestic Integration and International Security" [Questões de Fronteira, Integração Interna e Segurança Internacional]. In The India-China Relationship: Rivalry and Engagement [A Relação Índia-China: Rivalidade e Engajamento]. Nova Délhi: Oxford University Press, 2004.

certamente bons amigos. Não devemos continuar a lutar desta forma." [50]

O Governo indiano tentou repetidamente estabelecer relações vigorosas com a China. Num discurso ao Parlamento, em 20 de fevereiro de 1970, o Presidente reiterou a aspiração do seu governo de conduzir as suas relações com a China com base no princípio do respeito mútuo pelo domínio e pela integridade territorial de cada um. Esperamos que a China respeite os nossos direitos em matéria de assuntos internos e de política externa.[51]

Em 1976, as relações sino-indianas estavam a melhorar. Os dois países efectuaram um intercâmbio cultural. O primeiro grupo de estudantes foi enviado para a China no âmbito do programa de intercâmbio de estudantes. O primeiro-ministro Atal Bihari Vajpai visitou a China. Ao que parece, os dirigentes de ambos os países estavam dispostos a sentar-se à mesa das negociações para resolver as suas conturbadas questões fronteiriças, mas as nove rondas de conversações realizadas entre 1981 e 1988 revelaram-se inúteis para obter um consenso entre os dois Estados. No entanto, os dirigentes de ambos os países decidiram desenvolver as relações bilaterais noutros domínios, deixando de lado as questões fronteiriças, e as relações bilaterais evoluíram para a normalização. Após o assassinato de Indira Gandhi em 1984, o vice-primeiro-ministro chinês Yao visitou a Índia para assistir ao seu funeral.

3.4 Rajiv Gandhi, uma era de coexistência pacífica (1988-98)

Numa reunião com Rajiv Gandhi, em 21 de dezembro de 1988, o presidente da comissão militar central da China, Deng Xiaoping, declarou:

"Esqueçamos a fase desagradável das nossas relações passadas e façamos tudo com os olhos postos no futuro".

As relações Índia-China entraram numa nova fase com a inovadora "visita a Pequim em dezembro de 1988. Esta visita à China registou uma melhoria significativa das relações entre a Índia e a China. Após a sua visita, as relações sino-indianas tornaram-se mais cordiais do que em qualquer outro momento desde a era de 1950. A estreita associação da China com o Paquistão tem sido fundamental para Pequim. Trata-se de uma relação familiar de longa data que tem sido, como os chineses e os paquistaneses gostam de dizer, "testada pela adversidade", que se traduziu em mudanças organizacionais e mudanças em ambos os países, realinhamentos essenciais no sistema mundial e guerra. O Paquistão esperava um papel importante na abordagem da China para se ajustar à Índia e assumir o controlo

[50] Sun ZhongshunQuanji (obras colectivas de Sun Yat-Sen), Vol. 4, Livraria Zhongua, Pequim, 1985, p.68-9.

[51]Arif, Sheikh Mohd. "A History of Sino-Indian Relations: From Conflict to Cooperation. "Academic Research Journals.International Journal of Political Science (2013).

soviético do Afeganistão, com a União Soviética. A visita de Rajiv Gandhi à China, em dezembro de 1988, foi considerada uma vitória por ambas as partes. Sendo a primeira visita de um primeiro-ministro indiano à China desde a visita de J. L. Nehru em 1954, a visita de Gandhi contribuiu para igualar o resultado das visitas a cimeiras. Gandhi instruiu formalmente os pioneiros chineses sobre o novo impulso da abordagem indiana à China e demonstrou capacidade para alargar a orientação e o apoio à China numa série de questões mundiais, por exemplo, a criação de uma nova Ordem Monetária Internacional (OMI), a desmilitarização e a contaminação. A capacidade da Índia de se coordenar no meio da China, descansando em grande parte das questões, aborda a afirmação de sugestões da China que estavam sobre a mesa.[52]

A inspiração que se segue a um esforço político coordenado em grande escala, como Estados-nação colossais que são a China e a Índia, com longas histórias, oferece várias qualidades cruciais e interesses fundamentais. Gandhi, no meio do seu discurso de despedida, afirmou que está na altura de olhar para o futuro e que agora está a restaurar uma velha amizade. Deng Xiaoping, o principal pioneiro chinês, afirmou que a China e a Índia deviam esquecer o passado desagradável e olhar para o futuro. Li Peng foi o perito crítico de Rajiv Gandhi durante a visita, e o seu diálogo centrou-se na questão de fundo do Tibete; ascender às relações e ao controlo geral.

O chefe Li viu as boas-vindas de Gandhi para efetuar uma visita à Índia. Durante a visita, as duas partes discutiram sobre a questão da fronteira sino-indiana e concordaram em resolvê-la através de um diálogo calmo e acolhedor. Em dezembro, a Índia e a China decidiram criar um grupo de trabalho conjunto sobre a questão do ponto mais distante, presidido pelo Ministro dos Negócios Estrangeiros da Índia e por um Vice-Ministro dos Negócios Estrangeiros da China. O grupo de trabalho conjunto tinha duas capacidades vitais. Esse grupo de trabalho conjunto tinha duas capacidades vitais. Para começar, o grupo de trabalho conjunto devia apresentar sugestões sólidas para o curso geral de ação da questão do ponto de rutura. Da mesma forma, o encontro garantiria a manutenção da paz e da serenidade na Linha de Controlo Atual. Além disso, as duas partes acordaram em estabelecer relações em vários domínios e em organizar uma reunião conjunta sobre relações monetárias, comerciais e científicas. As duas nações indicaram três concessões à investigação social e à participação criativa, para além da aviação civil. Na sequência da visita de Rajiv Gandhi à China, o primeiro-ministro chinês Li Peng efectuou uma visita de segmento à Índia em dezembro de 1991. O comunicado conjunto emitido no final da visita concentrou-se no facto de os pedidos mais extremos não deverem

---

[52] "O primeiro-ministro indiano Rajiv Gandhi visitou a China". Ministério dos Negócios Estrangeiros da República Popular da China. Acedido a 1 de setembro de 2014. http://www.fmprc.gov.cn/mfa_eng/.

influenciar a mudança das relações individuais.[53]

O Grupo de Trabalho Conjunto sobre a questão das fronteiras deve prosseguir o seu trabalho e a paz e a tranquilidade devem ser mantidas ao longo da linha de controlo real, enquanto se aguarda a resolução definitiva da questão do ponto mais remoto. Em maio de 1992, o Presidente indiano Venkataraman deslocou-se à China. Entre dezembro de 1988 e junho de 1993, realizaram-se seis rondas de reuniões do Conselho de Cooperação Transatlântica na periferia. Foram feitos progressos no sentido de diminuir a tensão na periferia através de medidas de reforço da confiança (CBM), incluindo reduções partilhadas de tropas, eventos sociais gerais de comandantes militares da vizinhança e avisos de mudança de exercícios militares. Sharad Pawar deslocou-se à China nesse mês, a primeira visita deste tipo de um ministro da resistência indiano, quando os dois estabelecimentos de confirmação concordaram em efetuar intercâmbios instrutivos, militares, de investigação e mecânicos para marcar a data da escala de um navio chinês no porto indiano. Em 1993, as duas partes acordaram em abrir um posto de intercâmbio adicional. Em setembro de 1993, a visita à China do chefe oficial Narasima Rao permitiu a conclusão do Acordo sobre a manutenção da paz e da tranquilidade nas zonas fronteiriças ao longo da ALC. Uma missão militar chinesa de alto nível efectuou uma visita de boa vontade de seis dias à Índia, em dezembro, com o objetivo de estabelecer acordos de cooperação entre as potências desobedientes de ambas as nações.[54]

Em 1994, ambos os países concordaram com um plano de jogo para se manterem longe da dupla tributação, e um anúncio de apoio ao bem-estar e aos controlos terapêuticos, lembrando os entendimentos sobre o afrouxamento da técnica de pedido de visto , e mantendo o apoio em dinheiro entre as duas nações foi de igual modo verificado. Conversações particulares realizadas em Nova Deli (fevereiro de 1994) garantiram as CBMs estabelecidas e a conversa de empurrão sobre a representação da ALC, a diminuição das forças armadas ao longo da ALC e informações prévias sobre certas actividades militares.

O resultado da excursão do Presidente Jiang Zemin à Índia, em novembro de dezembro de 1996, foi sem precedentes, pois a admissão de medidas de construção de certezas no domínio militar nas zonas limítrofes ao longo da ALC assegurou a diminuição das tropas e o impedimento de armas ao longo das margens. Ambas as partes aceitaram na declaração que nenhum dos lados pode usar o poder contra o

---

[53]Yuan, Jing-dong. "A ascensão da Índia após Pokhran II: Chinese analyses and assessments". Asian Survey 41, n.º 6 (2001): 978-1001.

[54]Malik, J. Mohan. "China-India Relations in the Post-Soviet Era: The Continuing Rivalry". The China Quarterly 142 (1995): 317-355.

outro através de qualquer estrutura ou missão para obter patrocínio militar desigual para eles. Os pioneiros dos dois países concordaram em estabelecer uma Parceria Constritiva e Cooperativa entre a China e a Índia no século XXI, com base nos padrões dos Cinco P's de concordância tranquila.[55]

As quatro grandes narrativas que surgiram no decurso da visita foram as relativas ao transporte marítimo, ao esforço conjunto para cativar o tráfico de estupefacientes, ao reforço da associação e à manutenção do Consulado Geral da Índia em Hong Kong, um órgão administrativo eleitoral sem precedentes.[56]

3.5 Ensaios nucleares e relações com a Índia (1998-2000)

O período de luz do dia nas relações sino-indianas desapareceu gradualmente após uma sombra fraca em 1988. O Governo da Aliança Democrática Nacional assumiu a autoridade na Índia em março de 1998. Os comentários proferidos por George Fernandez, o inovador ministro da Defesa, segundo os quais a China era o perigo fundamental para a Índia, acabaram por provocar, na sequência da ocorrência de Sumdorongchu, um atraso nas relações bilaterais China-Índia. Além disso, após o ensaio atómico, o ambiente tornou-se mais tenso. A Índia efectuou cinco ensaios atómicos e proclamou com autoridade que se tratava de um outro Estado nuclear. Os chineses consideraram que o ensaio estava a provocar uma verdadeira confusão nas relações bilaterais. A RPC adoptou mais

Pequim discordou da carta do Primeiro-Ministro Vajpayee ao Presidente Clinton, que defendia a opção da Índia de testar uma arma atómica, expondo o perigo da China, e pediu uma luz indiana para considerar a China como uma ameaça. Além disso, Pequim juntou-se à parte do Conselho de Segurança dos EUA na aprovação da Resolução n.º 1172, que criticava os testes atómicos da Índia e do Paquistão.[57]

A China anulou a sua escolha de se mostrar ansiosa pela reunião agendada para 1988 da reunião de trabalho conjunta obviamente realizada em todas as nações para dar uma vista de olhos às medidas de construção de convicções. Se isolada em termos utilitários, esta foi uma compensação anormal e provocadora do tempo perdido por parte da Índia, reconhecendo uma tensão supérflua com a China. Ignorando o tumulto causado na China pelo teste atómico da Índia, um degelo entre os dois lados não pode ser evitado. A questão atómica foi, durante muito tempo, um problema nas relações entre a Índia e a China, o que colocou as diferentes relações num limbo.

---

[55]Mansingh, Surjit. "India-China relations in the post-Cold War era". Asian Survey (1994): 285-300.
[56]Thakur, Ramesh. "Normalização das relações sino-indianas". The Pacific Review 4, no. 1 (1991): 5-18.
[57]Garver, John W. "The security dilemma in Sino-Indian relations" [O dilema da segurança nas relações sino-indianas]. India Review 1, no. 4 (2002): 1-38.

No entanto, as duas nações tiveram igualmente a capacidade de retomar as conversações no final do dia, após um período de 9 meses. Este facto foi possível graças às visitas do Ministro dos Negócios Estrangeiros Jaswant Singh à China em 1999. As duas partes chegaram a um acordo quanto ao essencial para o restabelecimento e a criação de relações bilaterais entre a China e a Índia e devem garantir que nenhuma das partes encarará a alternância como um perigo. Em 2000, o presidente indiano K.R. Narayan passou pela China, enquanto o parceiro chinês de K.R. Naryan apresentava uma proposta de quatro pontos relativa ao avanço das relações bilaterais no século XXI. Os dois lados alteram o nível das visitas de funcionários específicos para criar uma perceção e uma confiança partilhadas; desenvolvem esforços conjuntos relacionados com o comércio e o dinheiro; reforçam a coordenação e o interesse em esforços generalizados; e tratam adequadamente as questões deixadas pelo passado no espírito de procurar uma convicção partilhada, mantendo as diferenças.[58]

3.6 Aprovação das relações bilaterais (a partir de 2000)

3.6.1 Visita de Atal Bihari Vajpayee à RPC (2003)

A visita de um chefe de governo a outro país é sempre um acontecimento essencial e não uma questão normal. Isto é tanto mais verdade quanto a Índia e a China, entre as quais foram imitadas visitas de Estado irregulares apenas na década de 1990, e Atal Behari Vajpayee foi fundamentalmente o quarto pioneiro indiano a efetuar uma visita de Estado à China em 2003. No decurso desta visita, foram estabelecidos nove acordos com a China. Destes, os mais importantes diziam respeito ao comércio periférico através de Sikkim, ao reforço da estrutura de vistos para impulsionar o comércio entre os dois países, a um Memorando de Entendimento sobre questões reais, à abertura do Centro de Estudos Indianos na Universidade de Pequim, a programas de intercâmbio social e a uma atualização da compreensão do investimento no domínio da ciência e do movimento oceânico. Relativamente à questão do ponto de rutura, o Primeiro-Ministro Vajpayee e o seu colega chinês Wen Jiabo fizeram referência ao plano de jogo da ALC. Também ambos os pioneiros reafirmaram as suas responsabilidades para com a multipolaridade considerada, e concordaram com a necessidade de direcionar a globalização no sentido de uma posição favorável.

A Declaração, a primeira entre as duas nações, deu a Pequim e Nova Deli a oportunidade de construírem uma relação produtiva e duradoura, juntamente com as afiliações acomodatícias baseadas nos princípios dos 5 P's, ou seja, princípios de

[58]Herd, Richard, e Sean Dougherty. "Growth prospects in China and India compared." The European Journal of Comparative Economics 4, n.º 1 (2007): 65-89.

conjunção serena, consideração consistente, afetividade pelas preocupações de cada um e correspondência. Ambos os países sublinharam que a excitação típica da Índia e da China ultrapassava as suas inconsistências e que os dois países não constituíam um perigo um para o outro. A Índia considerava a região do Tibete autónomo como uma parte do espaço da RPC, em vez de considerar o Tibete como um distrito autónomo da China. No comunicado conjunto realizado em dezembro de 1988, após a visita de Rajiv Gandhi, a Índia reiterou a sua posição de negar os exercícios políticos hostis à China por parte dos tibetanos na Índia. A procura de uma reação sensata, sensata e, na sua maior parte, adequada para efeitos de questões de contenção através de garantias de um equilíbrio proporcional "descobriu um lugar extraordinário na Declaração (Gang 2003). No momento em que tudo está dito, em nenhum sentido, a visita foi vista pelas autoridades como uma apresentação sensata da vontade política de ambas as partes de procurar respostas para as questões desagradáveis. O órgão oficial People's Daily de 24 de junho de 2003 descreveu a Declaração como uma demonstração de um outro momento na ligação Índia-China.[59]

3.6.2 Visita do Primeiro-Ministro e Presidente chinês Wen Jiabao e Hu Jinato à Índia em 2005-6

Wen Jiabo, o primeiro-ministro da China, viajou para a Índia de 9 a 12 de abril de 2005, o que acabou por ser o mais importante no seu termo, como o próprio Wen descreveu na crónica. Fez visitas ao Sr. Manmohan, aproximou-se do Presidente e do Vice-Presidente. Encontrou-se igualmente com Sonia Gandhi, presidente da UPA, então ministra dos Negócios Estrangeiros, juntamente com Arif 135, líder do opositor, L.K Advani. A Declaração Conjunta foi emitida sobre o evento, que representa um sonho sobre a direção que as relações sino-indianas estavam a tomar com a ideia ativa de um esforço coordenado, individual, nas proximidades e nos territórios globais. Na declaração conjunta, as duas nações consentiram em juntar-se a uma associação deliberada e solidária de harmonia e serenidade.[60]

Foram verificadas onze afirmações extraordinárias, tendo sido igualmente apresentado o relatório do seu Grupo de Estudo comum (JSG) sobre a compensação de câmbios e o esforço orçamental composto. Um resultado essencial da visita foi um acordo sobre as considerações políticas e a doutrina de viragem para a resolução do conflito fronteiriço bilateral e a questão da fronteira . O primeiro-ministro chinês esclareceu que a China considerava Sikkim como uma parte da república da Índia e negou qualquer conflito bilateral sobre Sikkim. Além disso, o diretor Jiabao ofereceu ao primeiro-ministro Manmohan Singh o ajudante chinês reexaminado que exibia Sikkim dentro dos limites gerais da Índia. No domínio do intercâmbio e do comércio,

[59]Athwal, Amardeep. China-India Relations: Contemporary Dynamics. Vol. 3. Routledge, 2007.
[60]Acharya, Alka. China&India: Politics of Incremental Engagement. Har Anand Publications, 2008.

as duas nações imaginavam que o volume de trocas aumentaria para vinte mil milhões de dólares americanos até 2008.

Da mesma forma, concordaram em criar um grupo económico conjunto indiano-chinês e um grupo de trabalho para avaliar a exequibilidade e os pontos fulcrais dos acordos comerciais. A República Popular da China comunicou que atribuía uma grande importância à posição da Índia nos esforços globais, além de compreender e apoiar a aspiração da Índia de aceitar um papel dinâmico na ONU e no mundo. A segunda visita de sempre de um presidente chinês à Índia, em 1 de dezembro de 2006, veio especificar um estado de entusiasmo pelas relações bilaterais entre a China e a Índia e lançar uma bandeira otimista de que a China estava centrada em fazer avançar a metodologia das relações Índia-China. Do ponto de vista chinês, esta viagem pretendia dinamizar uma associação intensa com a Índia desde que o Primeiro-Ministro Wen Jiabo visitou a Índia em meados de abril de 2005.[61]

Hu, o presidente da China, visitou a Índia para reafirmar a perspetiva chinesa de que a camaradagem auto-motivada e vibrante entre a China e a Índia daria origem à paz, à harmonia e à prosperidade na Ásia e em todo o planeta. Um centro essencial para a China era aumentar a participação fiscal com a Índia para reforçar a imperatividade do intercâmbio bilateral entre as duas nações, que se desenvolveu de forma consistente durante esse período e que foi avaliado em 18,7 mil milhões de dólares em 2005. Do lado indiano, a determinação do limite foi a melhor forma de lidar com a abertura das relações sino-indianas. A Índia obrigou a uma rápida resolução das questões relativas aos limites, com base no acordo sobre restrições políticas e valores de apoio verificado entre estas duas nações em abril de 2005. Em suma, o resultado destas visitas foi a declaração conjunta em Nova Deli, em 21 de novembro de 2006. A confirmação espelhava a visão regular e os objectivos partilhados pelas duas nações em diferentes áreas básicas, tais como: esforço orçamental coordenado, solicitação fiscal abrangente e cooperação nas proximidades, esforço nuclear normal conjunto, locais de confinamento e trocas sociais.

3.6.3 Viagem de Manmohan Singh à China (2008)

Oficialmente Singh foi à China em 2008, a estadia do primeiro-ministro foi a primeira de um personagem remoto ao estado em 2008, também em uma região onde as metáforas implicam plano de jogo sem precedentes, que pode ser percebido como impressionante basicamente por esse motivo. em novembro de 2007, Sonia Gandhi, a ex-superintendente do sindicato indiano em direção à China foi, além disso, vista

---

[61]Ganguly, Sumit. "India and China: border issues, domestic integration, and international security The India-China Relationship: What the United States Needs to Know (2004): 103-133

como gigantesca por ser a primeira visita de um pioneiro político externo, após a conclusão do 17º Congresso central do Partido Comunista da China. A visita do Primeiro-Ministro Manmohan Singh teve como ponto alto o facto de o Primeiro-Ministro chinês Wen Jiabao ter convidado o seu cúmplice indiano para um jantar privado, confirmando tanto a centralidade dos laços bilaterais como o maravilhoso amor entre os dois pioneiros.[62]

Durante a visita, a Índia verificou a Visão Partilhada sobre o Século XXI, e eu cheguei a um acordo de longo alcance sobre o avanço da Parceria Estratégica de Cooperação entre as duas nações, com a mesma importância atómica, e vi que essa participação era discriminatória para combater a mudança caraterística e tornar a segurança central, e as duas nações consentiram em impulsionar em conjunto a construção de um mundo concordante, destacado pela serenidade eterna e prosperidade essencial. Manmohan Sing, na qualidade de primeiro-ministro da República da Índia, participou numa reunião Ásia-Europa realizada em outubro em Pequim (China). A chefe do INC (Congresso Nacional Indiano), Sónia, participou na cerimónia de abertura dos Jogos Olímpicos de Pequim.[63]

O Politburo do Comité Central do Partido Comunista da China visitou a Índia. Houve uma série de trocas de visitas dos Ministros dos Negócios Estrangeiros da Índia sobre questões fiscais e comerciais, fazendo com que a cooperação entre os dois países continuasse a melhorar rapidamente. Em 2008, as trocas comerciais correspondentes ultrapassaram os 51 mil milhões de dólares, com um aumento de 34 cêntimos em relação a 2007. As conexões de defesa e resistência se transformaram em ênfase nas relações bilaterais da Índia. É interessante notar que a segunda ronda de orientações sobre escudo e defesa teve lugar quando o marechal da marinha chinesa foi à Índia. Em 2008, a China e a Índia impulsionaram adequadamente o "dar as mãos". A igualdade de assistência em esforços globais e comuns foi adicionalmente reforçada. A Índia e a China mantiveram uma sincronização muito estreita em questões como, por exemplo, a transformação ecológica, as conversações da ronda de Doha, a essencialidade e a segurança do sustento, com a situação mundial relacionada com o dinheiro. Em novembro de 2008, houve uma coordenação bilateral para obter resultados positivos na Cimeira Financeira do G20 realizada em Washington. As relações bilaterais entre a Índia e a China estão, de um modo geral, a mudar radicalmente.

O apoio premeditado e a parceria são geralmente mantidos. Na qualidade de

---

[62]Singh, Swaran. "Paradigm shift in India-China relations: from bilateralism to multilateralism" [Mudança de paradigma nas relações Índia-China: do bilateralismo ao multilateralismo]. Journal of International Affairs 64, n.º 2 (2011): 155.

[63]Acharya, Alka. "Relações Índia-China: Towards a'Shared Vision'". Economic and Political weekly (2008): 10-13.

presidente, Hu Jinato salientou que as relações bilaterais da China com a Índia se encontram atualmente num dos períodos mais importantes da história e constituem uma extraordinária porta de entrada aberta para o progresso, chamando a atenção para a visita do Primeiro-Ministro Singh à China. Em primeiro lugar, as visitas significam um aumento do ritmo do diálogo a nível de altos funcionários. A última visita de uma autoridade indiana a Pequim foi há cinco anos (2004), e a visita anterior foi há quinze anos. A visita de Singh significa o início de mais visitas habituais dos pioneiros indianos, impulsionando uma visita de abertura dos dirigentes indianos, bem como visitas agendadas dos ministros dos Negócios Estrangeiros e do Presidente dentro de pouco tempo. Além disso, a visita mostra o estabelecimento de novos centros de intercâmbio, com outro objetivo alcançado de 40 mil milhões de dólares para 60 mil milhões de dólares até 2010. O valor de referência inicial de 40 mil milhões de dólares foi conseguido com a visita do Presidente Hu Jinato a Nova Deli, em 2006, e deverá ser atingido em 2008. Em 2009, a relação fundamental e encantadora para a paz e as conquistas entre a República Popular da China e a República da Índia manteve a força do progresso global.[64]

As trocas comerciais agradáveis de duas faces e a colaboração em domínios específicos aumentaram ainda mais. As duas nações mantiveram relações comerciais estreitas e estranhas com o Estado e aproveitaram a oportunidade para se tornarem políticos de confiança. Em 15 de junho, o Presidente Hu Jintao reuniu-se com o Primeiro-Ministro Manmohan Singh à margem da Cimeira da SCO e da primeira cimeira dos BRIC em Ekaterinburgo. O Chefe de Estado Wen Jiabao reuniu-se com o Primeiro-Ministro Singh por ocasião das cimeiras dos pioneiros da Ásia Oriental em Hua Hin e da Conferência das Nações Unidas sobre as Alterações Climáticas em Copenhaga, em 24 de outubro e 18 de dezembro, respetivamente.

Os pioneiros chineses afirmaram que a Índia é um vizinho fundamental e um país de criação primordial que está a transformar-se rapidamente. A China e a Índia são cúmplices em termos de interesses e não rivais em termos de contendas. Dadas as enormes alterações e mudanças no território e no mundo, uma parceria de vizinhança fantástica, um interesse normalmente útil e um avanço normal servem as principais distracções de ambos os países, o desejo comum de ambas as sociedades e a paz, a qualidade e a realização na Ásia e no passado. O pioneiro indiano disse que a criação de uma relação Índia-China ultrapassou o grau de igualdade e expandiu os fundamentos gerais. O governo indiano vai dar prioridade aos seus laços com a China. Está centrado em desenvolver o progresso formalmente alcançado para

---

[64]Ruisheng, Cheng. "Perspetiva das relações China-Índia após a visita do primeiro-ministro Manmohan Singh". China Report 44, no. 1 (2008): 57-61.

impulsionar o interesse em todos os casos e melhorar a afiliação chave e agradável.[65]

Outros negócios fundamentais incluem: Em janeiro, Sachin Pilot, membro da Assembleia Popular da Lok Sabha da Índia, passou pela China como pioneiro de uma missão do Fórum de Parlamentares Índia-China. Na mesma altura, realizou-se na Índia o terceiro Diálogo Financeiro China-Índia. Em abril, o Conselheiro de Estado Dai Bingguo encontrou-se com o Conselheiro de Segurança Nacional da Índia, M. K. Narayanan, perto da reunião de altos administradores dos países BRIC sobre questões de segurança, em Moscovo. Em agosto, o Conselheiro de Estado Dai Bingguo, Representante Especial da China para a questão das fronteiras entre a China e a Índia, deslocou-se à Índia para a 13ª reunião com o seu assistente indiano. Reuniu-se igualmente com o Primeiro-Ministro Singh e com a Presidente do Congresso Nacional Indiano, Sonia Gandhi. Em setembro, B.S. Yediyurappa, Ministro-Chefe de Karnataka, deslocou-se à China. Em novembro, Liu Qibao, membro do Comité Central do PCC e Secretário do Comité Provincial do PCC de Sichuan, deslocou-se à Índia.

Os serviços remotos das duas nações mantiveram contactos e coordenação estreitos. Em janeiro, o Vice-Ministro dos Negócios Estrangeiros deslocou-se à Índia na qualidade de agente excecional do Governo chinês. Reuniu-se com o Ministro dos Negócios Estrangeiros indiano, Pranab Mukherjee, com o Conselheiro de Segurança Nacional, M. K. Narayanan, e com o Vice-Presidente da Comissão de Planeamento, Montek Singh Ahluwalia, e manteve conversações com o Secretário dos Negócios Estrangeiros, Shiv Shankar Menon.

Em fevereiro, durante uma escala na Índia, o Ministro Adjunto dos Negócios Estrangeiros Hu Zhengyue encontrou-se com Vivek Katju, Secretário do Ministério dos Negócios Estrangeiros. Em julho, o Ministro dos Negócios Estrangeiros Yang Jiechi encontrou-se com o seu homólogo indiano S. M. Krishna à margem da reunião dos Ministros dos Negócios Estrangeiros da ARF em Phuket, na Tailândia. Em outubro, os dois clérigos voltaram a encontrar-se em Bangalore, onde se reuniram os sacerdotes externos da China, da Rússia e da Índia. Os dois conversaram por telefone em dezembro e trocaram perspectivas sobre laços recíprocos e alterações ambientais.

A colaboração e o intercâmbio monetário mantiveram uma força sólida. A Índia é o mercado externo de contratos mais importante para a China. Antes do final de 2009, a China tinha celebrado acordos no valor de 31,4 mil milhões de dólares para tarefas e especialistas na Índia. Em março, o Vice-Ministro do Comércio, Zhong Shan, conduziu um encontro de promoção do intercâmbio administrativo à Índia.

---

[65]Scott, David. "Sino-Indian security predicaments for the twenty-first century". Asian Security 4, no. 3 (2008): 244-270.

Em setembro, o Ministro do Comércio, Chen Deming, conduziu uma missão à Reunião Ministerial da OMC em Nova Deli, onde se encontrou com o Ministro do Comércio e da Indústria da Índia, Anand Sharma.

As trocas comerciais entre as forças armadas estavam a decorrer. Em abril, o Almirante Sureesh Mehta, Chefe do Estado-Maior Naval, conduziu uma potência marítima indiana a Qingdao para o 60º reconhecimento da Marinha chinesa. Em agosto, o contratorpedeiro chinês "Shenzhen" fez uma escala no porto para uma missão de escolta no Golfo de Aden e nas águas ao largo da costa da Somália. Em setembro, o tenente-general Vijay Kumar Singh, comandante-em-chefe do Comando Oriental do Exército indiano, conduziu uma missão à China. Em dezembro, o General Ge Zhenfeng, Vice-Chefe do Estado-Maior do PLA, e o Tenente-General Shu Yutai, Chefe do Comando Militar do Tibete, deslocaram-se à Índia.[66]

Outro ponto alto das relações sino-indianas é a cooperação com vista a afetar as alterações ecológicas. Em agosto, Jairam Ramesh, Ministro de Estado do Ambiente e das Florestas, visitou a China. Em outubro, o vice-presidente da NDRC, Xie Zhenhua, passou pela Índia e os dois países aprovaram um plano de cooperação para supervisionar a mudança ecológica e desenvolveram uma afiliação de mudança natural. Em novembro, o Ministro de Estado Ramesh foi recebido na China para uma reunião ministerial sobre alterações ecológicas entre países básicos como a China, a Índia, a África do Sul e o Brasil. Em dezembro, antes da Conferência de Copenhaga, o Primeiro-Ministro Wen e o Primeiro-Ministro Singh tiveram um discurso telefónico sobre as alterações ecológicas.

Os intercâmbios sociais e interpessoais e os investimentos desenvolveram-se de forma fiável. Em março, Zhen Xinmiao, Diretor do Museu do Palácio, passou pela Índia. Em abril, o Vice-Ministro da Cultura, Zhao Shaohua, e o Embaixador da Índia na China, Nirupama Rao, manifestaram a intenção de realizar o "Festival da China" na Índia e o "Festival da Índia" na China em 2010. Em junho, Arun Yadav, Ministro de Estado da Juventude e dos Desportos, conduziu uma delegação de 100 jovens indianos à China. Consequentemente, He Junke, Secretário do Comité Central da Liga da Juventude Comunista e Vice-Presidente da Federação da Juventude de Toda a China, conduziu uma delegação de 100 jovens chineses à Índia em novembro. Em dezembro, o Ministério da Cultura e o Conselho Indiano para as Relações Culturais chegaram a um acordo sobre a realização da "Celebração da China" na Índia e da "Celebração da Índia" na China em 2010.[67]

Os dois países partilharam um amplo acordo e mantiveram uma boa

---

[66]Altenburg, Tilman, Hubert Schmitz e Andreas Stamm. "Breakthrough? China's and India's transition from production to innovation". World development 36, no. 2 (2008): 325-344.

[67]Yan, Zhang. "Relações Índia-China num dos melhores períodos da história". The Hindu 9 (2009).

cooperação nos principais assuntos regionais e internacionais. No âmbito da cooperação trilateral China-Índia-Rússia e das reuniões do BRIC, das reuniões de diálogo entre os líderes do G8 e dos países em desenvolvimento, das cimeiras do G20, da ASEM e das conversações da Ronda de Doha, os dois países mantiveram uma estreita consulta e colaboração, coordenaram posições sobre questões importantes, incluindo a crise financeira internacional, as alterações climáticas, a segurança energética e a segurança alimentar, e trabalharam em conjunto para defender os direitos e interesses legítimos dos países em desenvolvimento. O ano de 2010 assinalou o 60.º aniversário das relações políticas entre a República Popular da China e a República da Índia.[68]

A associação fundamental e de apoio para a paz e a prosperidade entre as duas partes manteve um poder tolerável de melhoria sólida e tenaz, e os intercâmbios e investimentos sinceros aumentaram ainda mais, independentemente da sua aparência. Os dois países mantiveram frequentes intercâmbios de alto nível e uma crescente confiança política mútua. Em abril, o Presidente Hu Jintao teve uma reunião bilateral com o Primeiro-Ministro indiano, Manmohan Singh, à margem da segunda reunião dos líderes dos BRIC, em Brasília. Em outubro, o Primeiro-Ministro Wen Jiabao encontrou-se com o Primeiro-Ministro Singh à margem das reuniões dos líderes da Ásia Oriental em Hanói, no Vietname.[69]

De 15 a 17 de dezembro, a convite do Primeiro-Ministro Singh, o Primeiro-Ministro Wen efectuou uma visita oficial à Índia. Durante a visita, o Primeiro-Ministro Wen manteve conversações com o Primeiro-Ministro Singh, encontrou-se com a Presidente Pratibha Patil, o Vice-Presidente Mohammad Hamid Ansari, a Presidente do Partido do Congresso Nacional Sonia Gandhi e a líder da oposição Sushma Swaraji, e teve uma reunião de cortesia com o Ministro dos Negócios Estrangeiros S. M. Krishna. O Primeiro-Ministro Wen proferiu um importante discurso político intitulado "Trabalhar em conjunto para novas glórias da civilização oriental" no Conselho Indiano de Assuntos Mundiais e participou, juntamente com o Primeiro-Ministro Singh, nas celebrações dos 60 anos de relações diplomáticas entre a China e a Índia e na cerimónia de encerramento do Festival da China 2010 na Índia. O Primeiro-Ministro Wen discursou também na cerimónia de abertura da Cimeira de Cooperação Empresarial China-Índia, reuniu-se com representantes das comunidades culturais chinesa e indiana, manteve um intercâmbio amistoso com os alunos da Escola Internacional Tagore e entregou prémios a personalidades amigas

---

[68]Narayanan, Raviprasad. "A Política Externa da Índia em relação à China: The NDA Experience". Harvard Asia Quarterly 7 (2003): 29-34.
[69]Shambaugh, David. "A China envolve a Ásia: reformulando a ordem regional". (2006).

da Índia.[70]

No decurso da visita, as duas partes emitiram o Comunicado Conjunto entre a República Popular da China e a República da Índia e concordaram que existe espaço suficiente no planeta para o progresso da China e da Índia e áreas suficientes para os dois países facilitarem. As duas partes decidiram reforçar a correspondência crucial, promover um apoio sóbrio, alargar os intercâmbios entre os povos e continuar a criar e a reforçar a sua associação fundamental e agradável para a paz e a realização. Decidiram enviar os instrumentos das visitas básicas normais dos chefes de Estado e de Governo e das visitas anuais partilhadas dos ministros externos, estabeleceram o novo centro de 100 mil milhões de dólares de comércio separado até 2015 e declararam 2011 como o Ano do Intercâmbio China-Índia.

As duas partes assinalaram um conjunto de registos essenciais, incluindo o Memorando de Entendimento sobre a Cooperação em matéria de Tecnologias Verdes entre o Governo da República Popular da China e o Governo da República da Índia, o Programa de Intercâmbios Culturais entre o Governo da República Popular da China e o Governo da República da Índia para 2010-2012, o Memorando de Entendimento entre o Ministério dos Recursos Hídricos da República Popular da China e o Ministério dos Recursos Hídricos da República Popular da China e o Ministério dos Recursos Hídricos da República da Índia para 2010-2012, o Memorando de Entendimento entre o Gabinete de Informação do Conselho de Estado da República Popular da China e o Ministério dos Negócios Estrangeiros da República da Índia sobre o intercâmbio de meios de comunicação social, o Memorando de Entendimento entre a Comissão de Regulamentação Bancária da China e o Banco de Reserva da Índia e o Memorando de Entendimento sobre a cooperação entre o Banco de Desenvolvimento da China e o Banco de Exportação e Importação da Índia. De igual modo, as duas partes selaram linhas de ação comercial no valor de 16 mil milhões de dólares, abrangendo os sectores da força, farmacêutico, da alimentação sustentável em terra e água e outros domínios distintos.[71]

Outros negócios individuais de separação incluíram: Em outubro, Zhou Yongkang, membro do Comité Permanente do Bureau Político do Comité Central do PCC e Secretário da Comissão Central de Inspeção Disciplinar do PCC, deslocou-se à Índia. Reuniu-se com o Primeiro-Ministro Singh e com a Presidente do Partido do Congresso Nacional, Sonia Gandhi, e participou no Segundo Seminário sobre as

[70]Qingguo, Jia. "Desenvolvimento pacífico: A política de tranquilidade da China". Australian Journal of International Affairs 59, no. 4 (2005): 493-507.

[71]Liming, Huang. "Um estudo da cooperação China-Índia no domínio das energias renováveis". Renewable and Sustainable Energy Reviews 11, no. 8 (2007): 1739-1757.

Relações China-Índia. Em março, o Vice-Primeiro-Ministro Hui Liangyu deslocou-se à Índia, encontrou-se com o Primeiro-Ministro Singh e visitou o Ministro de Estado do Ambiente e das Florestas Jairam Ramesh. Em abril, o vice-presidente da CCPPC, Sun Jiazheng, deslocou-se à Índia e participou na organização da abertura do Festival da China 2010 na Índia. A quarta reunião da estrutura de nível principal sobre os fluxos de saída cruzada China-Índia realizou-se em Nova Deli. Em setembro, o Vice-Ministro do Departamento de Trabalho da Frente Unida do Comité Central do PCC e Secretário do Partido e Primeiro Vice-Presidente da Federação da Indústria e Comércio da China, Quan Zhezhu, deslocou-se à Índia.

Em maio, a Presidente indiana Patil efectuou uma visita de Estado à China, tendo-se deslocado a Pequim, Xangai e Luoyang. Teve um encontro com o Presidente Hu Jintao e reuniu-se com o Presidente do CNP, Wu Bangguo, com o Primeiro-Ministro Wen e com o Presidente da CCPPC, Jia Qinglin, de forma independente. O Vice-Presidente Xi Jinping teve uma breve reunião com o Presidente Patil e participaram no evento social que assinalou o 60° aniversário das relações opcionais entre a China e a Índia. O Ministro de Estado do Ambiente e das Florestas da Índia, Jairam Ramesh, participou na Conferência Internacional de Cooperação sobre Economia Verde e Alterações Climáticas, em Pequim [7273].

Em julho, o enviado especial do primeiro-ministro indiano e conselheiro de segurança nacional Shivshankar Menon deslocou-se à China e transmitiu uma carta do primeiro-ministro Singh ao primeiro-ministro Wen. O Primeiro-Ministro Singh comunicou na carta a dedicação da Índia em construir uma relação sólida, alargada e habitualmente flexível com a China e o seu estatuto para trabalhar com a China no sentido de elevar a sua relação a um patamar elevado a nível individual, de vizinhança e global. O Primeiro-Ministro Singh deu as boas-vindas oficiais ao Primeiro-Ministro Wen para visitar a Índia em 2010. De 29 a 30 de novembro, realizou-se em Pequim a 14.ª ronda de reuniões de especialistas excepcionais sobre o pedido de confinamento.

O Representante Especial da China, o Conselheiro de Estado Dai Bingguo, e o Representante Especial da Índia, o Conselheiro de Segurança Nacional Shivshankar Menon, participaram na reunião. As negociações sobre as fronteiras continuaram a avançar e as zonas fronteiriças mantiveram a paz e a tranquilidade em geral. Em agosto, realizou-se o Dia do Pavilhão Nacional da Índia na Exposição Mundial de Xangai, tendo participado no evento o Ministro de Estado do Comércio indiano, Jyotiraditya, e o Vice-Ministro do Comércio chinês, Chen Jian. O Ministro indiano dos Recursos Humanos, Kapil Sibal, e o Ministro das Estradas, Transportes e Auto-estradas, Kamal Nath, deslocaram-se à China. [72][73]

As administrações externas dos dois países mantiveram uma correspondência e uma coordenação muito estreitas. Em fevereiro, as administrações externas das duas partes realizaram reuniões e, em abril, o Ministro dos Negócios Estrangeiros indiano, Krishna, passou pela China. Reuniu-se com o Primeiro-Ministro Wen e teve visitas com o Ministro dos Negócios Estrangeiros Yang Jiechi. Os dois padres externos concordaram com o Acordo sobre o Estabelecimento da Ligao Telefnica Direta Segura entre o Primeiro-Ministro Chins e o Primeiro-Ministro Indiano[74] , e foram ao evento para o envio de uma fotografia de acumulao e de um envelope elogiando 60 anos de relaes opostas.[75] O Ministro Krishna coordenou com o Ministro da Cultura chinês Cai Wu o Festival da Índia na China. Em outubro, o Vice-Ministro dos Negócios Estrangeiros Cui Tiankai deslocou-se à Índia para um intercâmbio sobre questões do G-20. Reuniu-se com o Conselheiro de Segurança Nacional Shivshankar Menon, o Secretário dos Negócios Estrangeiros Nirupama Rao e o Sherpa do G-20 Montek Singh Ahluwalia. Em novembro, o Ministro dos Negócios Estrangeiros Krishna participou na 10ª reunião dos Ministros dos Negócios Estrangeiros China-Rússia-Índia, na China, e teve uma reunião com o Ministro dos Negócios Estrangeiros Yang. Por volta da mesma altura, realizou-se em Pequim o Quarto Diálogo Estratégico China-Índia, com a participação do Vice-Ministro dos Negócios Estrangeiros Zhang Zhijun e do Secretário de Estado dos Negócios Estrangeiros indiano Nirupama Rao.

O comércio bilateral tornou-se rapidamente uma realidade e a cooperação orçamental alargou-se a outros domínios. A Índia era a principal potência contratual da China no estrangeiro e, antes do final de 2010, a China tinha assinado 41,576 mil milhões de dólares em benefícios de contratos de empreitada e de trabalho na Índia. Em janeiro, o Ministro do Comércio e da Indústria indiano, Anand Sharma, deslocou-se à China para a oitava reunião do Grupo Conjunto China-Índia sobre Comércio, Ciência e Tecnologia. As duas partes realizaram o Fórum de Cooperação Comercial e de Investimento China-Índia e assinaram o Memorando de Entendimento sobre a Extensão da Cooperação Comercial e Económica do Grupo Conjunto de Economia do Ministério do Comércio da República Popular da China

[72] Freeman, Charles W. Green Dragons: The Politics of Climate Change in Asia: a Report of the CSIS Asian Regionalism Initiative. Editado por Michael J. Green e Amy E. Searight. CSIS, 2010.

[73] Siddiqi, Toufiq. "China e Índia: More cooperation than competition in energy and climate change". Journal of International Affairs 64, n.º 2 (2011): 73.

[74] Sekhar, D. Varaprasad. "Science and Technology Cooperation between India and China" [Cooperação científica e tecnológica entre a Índia e a China]. International Studies 42, no. 3-4 (2005): 307-327.

[75] Shambaugh, David. "A China envolve a Ásia: reformulando a ordem regional". (2006).

e do Ministério do Comércio e da Indústria da República da Índia.[76]

Os intercâmbios culturais e interpessoais e a cooperação atingiram um novo nível. As actividades de celebração do 60º aniversário das relações diplomáticas decorreram bem. O Festival da China na Índia e o Festival da Índia na China foram realizados com êxito. Em abril, a Embaixada da China na Índia organizou uma receção para assinalar os 60 anos de laços diplomáticos em Nova Deli, na qual participou a Ministra dos Negócios Estrangeiros indiana, Nirupama Rao. A Associação Popular Chinesa para a Amizade com os Países Estrangeiros e a Embaixada da Índia na China organizaram conjuntamente uma receção para assinalar o 60º aniversário das relações diplomáticas em Pequim. O Conselheiro de Estado Dai Bingguo e o Ministro dos Negócios Estrangeiros da Índia, Krishna, participaram na receção. As cerimónias de abertura do Festival da China na Índia e do Festival da Índia na China tiveram lugar em Nova Deli e em Pequim, respetivamente, no mesmo mês. Em junho, o Ministro indiano da Juventude e dos Desportos, Manohar Singh Gill, chefiou uma delegação de 100 jovens à China.[77]

Em agosto, foi assinado em Calcutá o Acordo sobre o Estabelecimento da Galeria "Rabindranath e a China" entre o Ministério da Cultura da República Popular da China e a Universidade Rabindra Bharati.[78] Segundo o acordo, a China daria 800.000 RMB à Universidade Rabindra Bharati e construiria a Galeria "Rabindranath e a China" no Museu Tagore.[79] Em outubro, a cerimónia de encerramento do Festival da Índia na China teve lugar em Chengdu, Sichuan. O Governador da Província de Sichuan, Jiang Jufeng, o Ministro Adjunto da Cultura, GaoShuxun, e o Presidente do Conselho Indiano para as Relações Culturais, Karan Singh, assistiram à cerimónia. Em novembro, Lu Yongzheng, membro do Secretariado do Comité Central da Liga da Juventude Comunista, conduziu uma missão de 100 jovens à Índia. Em dezembro, realizou-se em Nova Deli a cerimónia de encerramento do Festival da China na Índia.

Os dois países chegaram a um acordo alargado e mantiveram uma cooperação sólida sobre as principais questões internacionais e regionais. No âmbito de mecanismos como a cooperação China-Índia-Rússia, os BRIC e o G-20, a China e a Índia mantiveram uma comunicação e cooperação estreitas e coordenaram posições sobre a crise financeira internacional, as alterações climáticas, a segurança energética e alimentar e outras questões importantes em nome dos interesses legítimos dos

[76]Sweeney, Matthew. "Foreign direct investment in India and China: the creation of a balanced regime in a globalized economy" [Investimento direto estrangeiro na Índia e na China: a criação de um regime equilibrado numa economia globalizada]. Cornell Int'l LJ 43 (2010): 207.

[77]"ChinaIndia Relations. "Embaixada da República Popular da China na Índia.Acedido a 1 de dezembro de 2014. http://in.China-embassy.org/eng/zygxc/gxgk/.

[78]Tagore, Rabindranath. "China and India'." Vinte anos de The Visva-Bharati Cheena-Bhavana 1957 (1937): 41-45.

[79]Das, Sisir Kumar. "Rabindranath Tagore: Talks in China". (1999).

países em desenvolvimento.[80]

Em abril, o Primeiro-Ministro Singh e o Ministro dos Negócios Estrangeiros Krishna enviaram cartas de condolências ao Presidente Hu e ao Ministro dos Negócios Estrangeiros Yang pelo enorme terramoto de Yushu. Em maio, o Primeiro-Ministro Wen e o Ministro dos Negócios Estrangeiros Yang enviaram mensagens de solidariedade ao Primeiro-Ministro Singh e ao Ministro dos Negócios Estrangeiros Krishna pelo trágico acidente aéreo de Mangalore, no Estado de Karnataka. O ano de 2011 foi o Ano do Intercâmbio China-Índia. A organização fundamental e útil para a paz e a prosperidade no meio da China e da Índia manteve a força de um desenvolvimento sólido e consistente. As trocas comerciais amigáveis e a participação em diferentes domínios alargaram-se. Os intercâmbios de alto nível foram frequentes. Em abril, o Presidente Hu Jintao encontrou-se com o Primeiro-Ministro Manmohan Singh, que participava na terceira reunião de líderes do BRICS em Sanya, na província de Hainan.[81]

As duas partes anunciaram o lançamento do Ano do Intercâmbio China-Índia e concordaram em aprofundar a cooperação estratégica China-Índia, trabalhar para a rápida convocação da primeira reunião do Diálogo Económico Estratégico China-Índia, expandir a cooperação económica e o comércio, bem como os intercâmbios interpessoais e culturais, fazer avançar as negociações sobre a questão da fronteira e explorar a criação do Mecanismo de Trabalho para a Consulta e Coordenação dos Assuntos Fronteiriços China-Índia, a fim de manter a paz e a tranquilidade nas zonas fronteiriças.

Em novembro, o Primeiro-Ministro Wen Jiabao encontrou-se com o Primeiro-Ministro Singh à margem das reuniões dos líderes da Ásia Oriental em Bali, na Indonésia.

Em janeiro, o Presidente do Partido Bharatiya Janata, Nitin Gadkari, deslocou-se à China. Li Changchun, membro da Comissão Permanente do Bureau Político do Comité Central do PCC, encontrou-se com ele. Em abril, realizou-se em Pequim a quinta reunião do grupo de peritos em condutas de ponta. Em julho, Sitaram Yechury, membro do politburo do Partido Comunista da Índia e membro do Rajya Sabha, conduziu um acordo do Partido Comunista da Índia à China. Li Yuanchao, membro do Bureau Político do Comité Central do PCC, membro do Secretariado do Comité Central do PCC e Ministro do Departamento de Organização do Comité Central do PCC, e o Conselheiro de Estado Dai Bingguo

[80]Acharya, Alka. China&India: Politics of Incremental Engagement. Har Anand Publications, 2008.
[81] "Visita do Primeiro-Ministro a Sanya para a Terceira Cimeira do BRIC - 12 a 15 de abril de 2011." Embaixada da Índia em Pequim, China. Acedido a 1 de outubro de 2014. http://www.Indianembassy.org.cn/Default.aspx.

reuniram-se com ele. Em junho, o Ministro-Chefe do Bihar, Natish Kumar, deslocou-se à China. Em novembro, o Ministro-Chefe de Gujarat, Narendra Modi, passou pela China.[82]

Os dois ministérios dos Negócios Estrangeiros mantiveram uma estreita comunicação e coordenação. Em maio, funcionários do Ministério dos Negócios Estrangeiros indiano visitaram a China. Em julho, a China e a Índia realizaram a quarta consulta em matéria de luta contra o terrorismo. Em setembro, uma delegação de jovens funcionários do Serviço de Negócios Estrangeiros em formação no Instituto do Serviço de Negócios Estrangeiros da Índia visitou a China.

O respetivo intercâmbio tornou-se rápido. As duas partes concluíram a plausibilidade conjunta concentrada na afirmação de intercâmbio provincial no meio da China e da Índia e as suas regiões de participação financeira continuaram a crescer.

Em 2011, a China verificou 14,1 mil milhões de dólares em contratos de empreendimento com a Índia, com um volume de negócios de 7,4 mil milhões de dólares. O entusiasmo direto não financeiro da China pela Índia foi de 95,9 milhões de dólares. A Índia pagou 42,17 milhões de dólares de entusiasmo por 130 projectos na China. Até ao final de 2011, o total do entusiasmo direto não financeiro da China pela Índia ascendia a 576 milhões de dólares, geralmente em intercâmbios de dados, recolha de equipamento, metalurgia e máquinas domésticas, etc. A Índia pagou 442 milhões de dólares de entusiasmo não financeiro por 723 exercícios na China, na sua maioria em registo, metalurgia, programação, equipamento elétrico, indústria farmacêutica e de compostos, etc.

Em setembro, realizou-se em Pequim o primeiro Diálogo Económico Estratégico China-Índia. A reunião foi co-dirigida pelo Presidente da Comissão Nacional de Desenvolvimento e Reforma, Zhang Ping, e pelo Vice-Presidente da Comissão de Planeamento da Índia, Montek Singh Ahluwalia. O Chefe Wen Jiabao reuniu-se com personalidades da nomeação indiana. Em novembro, realizou-se em Nova Deli o quinto Diálogo Financeiro China-Índia.[83] O diálogo foi co-dirigido pelo Ministro Adjunto das Finanças, Wang Baoan, e pelo Secretário dos Serviços Financeiros do Ministério das Finanças, R. Gopalan. Após a reunião, o Ministro Adjunto Wang Baoan e o Secretário Conjunto do Ministério das Finanças, AlokSheel, assinaram em conjunto a Declaração Conjunta.

---

[82]Pillania, Rajesh K. "Indo-China Trade: Trends, Composition And Future" [Comércio Indo-China: Tendências, Composição e Futuro]. Jornal de Ciências Económicas Aplicadas (JAES) 12 (2010): 129-137.

[83] "Comunicado de imprensa - 5º Diálogo Anual de Defesa Índia-China, 14 de janeiro de 2013". Embaixada da Índia em Pequim, China. 14 de janeiro de 2013. Acedido em 1 de outubro de 2014. http://www.Indianembassy.org.cn/EventsDetails.aspx?NewsId=390.

As trocas comerciais e a colaboração no domínio militar não param de crescer. Em junho, um destacamento de tropas indianas deslocou-se à China. Em dezembro, realizou-se em Nova Deli a quarta ronda de consultas sobre defesa e segurança entre a China e a Índia. O vice-presidente do Estado-Maior do ELP, general Ma Xiaotian, e o secretário da Defesa, Shashi Kant Sharma, co-lideraram a conferência. As duas partes trocaram perspectivas sobre questões de entusiasmo partilhado, incluindo as circunstâncias de segurança local, as relações entre militares e a melhoria particular dos poderes de resistência das duas nações.

O comércio e a participação de indivíduos para indivíduos e a participação social alargaram-se ainda mais. Em setembro, um grupo de 500 jovens indianos passou pela China. O Chefe Wen Jiabao participou nos exercícios "Civilização Antiga, Juventude Vigorosa, Um Grande Palco para o Intercâmbio de Cultura Tradicional entre a Juventude da China e da Índia". Em abril, realizaram-se na Índia os exercícios "Experience China-Sichuan Week in India". Em maio, o Vice-Ministro da Administração Geral da Imprensa e Publicação, Wu Shulin, deslocou-se à Índia. O Sr. Wu e o Secretário Especial para a Diplomacia Pública do Ministério dos Negócios Estrangeiros da Índia, Jayant Prasad, assinaram um Memorando de Entendimento sobre a encomenda da Enciclopédia de Contactos Culturais China-Índia. Em julho, para honrar a 150ª comemoração da conceção de Rabindranath Tagore, o Conselho Indiano para as Relações Culturais e o Gabinete de Arquivos Municipais de Xangai organizaram em conjunto a Exposição de Fotografia "Rabindranath Tagore na China".[84]

Em outubro, o Conselho Diretivo da Universidade de Nalanda reuniu-se em Pequim. Em novembro, a China concedeu 1 milhão de dólares à Universidade de Nalanda para a sua diversão. Em dezembro, a Embaixada da China na Índia e a Sociedade dos Amigos da China (Indo) realizaram uma reunião de boa vontade para verificar os laços políticos e as ligações entre a China e a Índia. Existem cerca de 45 voos diretos constantes entre os dois países, ligando Pequim, Xangai, Guangzhou, Chengdu, Kunming, Shenzhen e Sanya da China a Nova Deli, Mumbai, Bangalore e Calcutá da Índia.

A China e a Índia partilharam um amplo entendimento e mantiveram um esforço conjunto extraordinário em questões gerais e comuns importantes. Os dois países mantiveram uma estreita correspondência e coordenação no âmbito da cooperação China-Índia-Rússia, dos Cinco em Desenvolvimento, dos BRICS e BASIC e dos planos da Ronda de Doha. Incentivaram as suas posições sobre questões críticas como a emergência mundial relacionada com o dinheiro, as

---

[84]Relações China-Índia. "Embaixada da República Popular da China na Índia. Acedido em 1 de dezembro de 2014. http://in.China-embassy.org/eng/zygxc/gxgk/.

alterações ambientais, a vitalidade e a segurança alimentar e cooperaram para manter os direitos e os prémios das nações criadoras.[85]

Em 26 de novembro de 2012, a China e a Índia estabeleceram diálogos e trocas comerciais amplos e internos sobre a forma de reforçar a participação vital, monetária e cambial, promover a correspondência bilateral de acordos financeiros em grande escala e a coordenação e, adicionalmente, desenvolver e alargar a colaboração sensata nos domínios da especulação, base, alta inovação, eficácia da vitalidade, garantia ambiental.[86]

Em 19 de setembro de 2014, o Presidente Xi Jinping reuniu-se em Nova Deli com representantes de personalidades e grupos amigos da Índia e atribuiu-lhes o Prémio de Amizade dos Cinco Princípios da Coexistência Pacífica em reconhecimento do seu empenho a longo prazo na causa da amizade China-Índia.[87]

Desde que Modi g\cooperação por vários motivos, por exemplo

O intercâmbio cultural, a cooperação no domínio da educação e o intercâmbio científico e tecnológico, com especial destaque para a economia, têm vindo a desenvolver-se rapidamente.

República da Índia. 19 de setembro de 2014. Acedido em 10 de fevereiro de 2015. http://in.chineseembassy.org/eng/zt/year2012/t993228.htm.

---

[85]"Chinalndia Relations. "Embaixada da República Popular da China na Índia.Acedido a 1 de dezembro de 2014. http://in.China-embassy.org/eng/zygxc/gxgk/.

[86]Segunda reunião do Diálogo Económico Estratégico China-Índia realizada em Nova Deli. "Embaixada da República Popular da China na República da Índia. 26 de novembro de 2012. Acedido a 26 de janeiro de 2015. http://in.chineseembassy.org/eng/zt/year2012/t993228.htm.

[87]"Xi Jinping reúne-se com representantes de personalidades e grupos amigos da Índia e atribui o Prémio de Amizade dos Cinco Princípios da Coexistência Pacífica." Embaixada da República Popular da China em

Capítulo 4

A ASCENSÃO DA CHINA E DA ÍNDIA CRIANDO COLABORAÇÃO E CONTROLO DOS CONTRASTES

4.1 A China e a Índia como potências económicas e políticas emergentes

A ascensão da China e da Índia como forças financeiras e políticas mundiais tem sido óbvia no século XXI das questões legislativas mundiais. A China é vista como um motor monetário e político da economia mundial, embora a experiência da Índia ofereça um padrão sem paralelo da parte do avanço mecânico e do canal de transmissão através do qual os elementos essenciais da microeconomia podem esclarecer a realização financeira da nação. A prosperidade da China e da Índia tem sido geralmente decifrada como o efeito de mudanças financeiras e políticas florescentes, que lhes permitiram participar progressivamente e, em algumas ocasiões, comandar os exercícios monetários e cambiais mundiais. A execução financeira de tirar o fôlego da China e a expansão da qualidade inconfundível da Índia na inovação, no desenvolvimento e no intercâmbio mundial têm sido de enorme importância.[88]

A relação fundamental entre a Índia e a China está a equilibrar-se para remodelar o cenário geopolítico da Ásia. A forma como estas duas forças em desenvolvimento lidam com a sua ligação terá um efeito tremendo na fiabilidade e na paz da região. Apesar de alguns especialistas chineses esperarem que a Índia enfrente numerosas dificuldades para ajudar a sua própria ascensão, a China considera que a ascensão da Índia fará avançar as intrigas e os principais destinos chineses, em vez de os prejudicar. A China aceitou que transmite regularmente passatempos partilhados à Índia.

Uma das grandes ramificações da ascensão da Índia para a China, do ponto de vista chinês, tem sido que a ascensão da Índia seria vantajosa para a China, tendo em conta o facto de ajudar a enfraquecer o controlo dos EUA e a reduzir os requisitos da unipolaridade. Os especialistas chineses atribuíram à Índia uma posição central na estratégia omnidirecional da China. Contígua ao Tibete e a Xinjiang, a Índia é o Estado vizinho que pode afetar os arredores imediatos da China e também a solidez

---

[88]paulino, Amelia Uliafnova. "Rise of China and India: Lessons and Implications for Global Developement" [Lições e Implicações para o Desenvolvimento Global]. In The Rise of China and India: Impacts, Prospects and Implications. Basingstoke: Palgrave Macmillan:, 2010.

das instáveis zonas ocidentais da China. A ascensão da Índia, tal como indicado pelos especialistas chineses, impulsionaria as intrigas normais que os dois Estados partilham enquanto grandes nações criadoras. A ascensão da Índia estaria a encorajar o desenvolvimento financeiro particular da China e o regionalismo asiático. O procedimento da China em relação a uma Índia em ascensão consolida um envolvimento completo com prevenção restrita. A sede principal deste sistema é alargar o envolvimento político, monetário e universal com a Índia para fazer progredir o objetivo principal da franja chinesa. Não obstante a componente de apoio nesta metodologia, o empenhamento, em vez da dissuasão, rege a metodologia da China.

O compromisso político privilegia os diálogos, as visitas de alto nível e os mecanismos que institucionalizam as relações bilaterais para tranquilizar a Índia e alcançar a cooperação económica e internacional que apoia a grande estratégia da China. No domínio da defesa, os intercâmbios militares foram suspensos em 2010 devido à questão dos vistos agrafados, mas foram retomados em 2011 e foram programados novos exercícios militares. A interação política entre a Índia e a China na última década resultou na explosão do comércio bilateral. Desde 2000, o volume do comércio aumentou vinte vezes, passando de 2,9 mil milhões de dólares para 61,7 mil milhões de dólares em 2010.[89]

Existem alguns resultados potenciais em que a rivalidade discretamente agressiva evolui para a participação. A ligação sino-indiana poderia igualmente evoluir para uma participação a longo prazo se a Índia, tendo ficado muito atrás da China em termos de força relativa, decidisse adaptar-se à ascensão da China, ajustando-se ao seu vizinho do norte. Os pioneiros indianos descobririam que o bandwagoning com a China excedia as tentativas de depender de planos de segurança multilaterais ou de um conluio com uma força significativa. A rivalidade sino-indiana foi aniquilada pela procura de desenvolvimento financeiro e de novas ligações à economia mundial.[90]

O debate de longa data sobre a periferia é uma indicação clara da relação complicada entre os titãs asiáticos, à medida que tentam expandir o intercâmbio e o empreendimento. Após suas discussões, o primeiro-ministro indiano Narendra Modi permaneceu ao lado do presidente chinês Xi Jinping em uma reunião de notícias e disse que trouxe as preocupações da Índia em relação a ocorrências repetidas na periferia. Ambos os pioneiros disseram que a paz e a solidez ao longo da periferia eram essenciais para o desenvolvimento monetário e o avanço no local. A paz e a

---

[89]Tellis, Ashley J. "Country Studies". In Asia Responds to Its Rising Powers: China and India. Seattle: Gabinete Nacional de Investigação Asiática, 2011.
[90]Frankel, Francine R. "Quiet Competition and Future of Sino-Indian Relations" [Competição Silenciosa e Futuro das Relações Sino-Indianas]. In The India-China Relationship: Rivalry and Engagement, editado por Harry Harding. Nova Delhi: Oxford University Press, 2004.

serenidade no distrito marginal constituem um estabelecimento fundamental para a confiança comum e a certeza de compreender a capacidade máxima de nosso relacionamento ", disse Modi. As tropas indianas e chinesas enfrentaram a periferia não marcada de suas nações no Himalaia na quinta-feira enquanto seus pioneiros prometiam ajudar na colaboração monetária e aumentar significativamente o interesse chinês na base da Índia. Apesar do fato de que o debate da periferia parecia lançar uma sombra sobre as discussões, algumas afirmações foram feitas. Xi e Modi optaram por iniciar trocas sobre vitalidade atômica comum e marcaram um acordo de melhoria financeira e cambial de cinco anos.

Além disso, consentiram na criação de duas paragens chinesas modernas na Índia, e a China garantiu colocar 20 mil milhões de dólares na base indiana durante os cinco anos seguintes. Numa concessão digna de nota, a China consentiu em permitir a abertura de um percurso mais aberto para Kailash Mansarovar, um local de viagem hindu nos altos Himalaias. Falaram igualmente de uma proposta conduzida pela China para a construção de um corredor financeiro que ligaria o Bangladesh, a China, a Índia e Myanmar. O intercâmbio entre as nações totalizou mais de 70 mil milhões de dólares em 2013. De qualquer forma, a escassez de câmbio da Índia com a China é de cerca de US $ 40 bilhões e há apreensões de que possa se desenvolver se a China utilizar a Índia para oferecer produtos modestos fabricados posteriormente. As nações estabeleceram um objetivo de intercâmbio de 100 mil milhões de dólares até 2015, mas ambas as partes ainda precisam de resolver os problemas nas suas abordagens de intercâmbio e despesas para ajudar a atingir esse objetivo.[91]

Para além do bom desenvolvimento das relações sino-indianas, existem três razões principais para a prosperidade de ambos os países, que têm vindo a usufruir desde a década de 1990.

^ A primeira razão diz respeito ao desenvolvimento económico
^ O segundo diz respeito à geopolítica
^ A terceira trata da filosofia de desenvolvimento .[92]

A Índia anunciou hoje um esforço quinquenal de coordenação comercial e financeira simultânea com a China, com o objetivo de melhorar a balança comercial. O "Plano Quinquenal de Desenvolvimento Económico e Comercial" foi verificado pela Ministra do Comércio, Nirmala Sitharaman, e pelo seu cúmplice chinês, Gao

[91]George, Nirmala. "Índia e China prometem cooperação enquanto tropas se enfrentam". The World Post a parceria do Huffington Post e do Instituto Burggruen. 18 de setembro de 2014. Acedido em 2 de março de 2015. http://www.huffingtonpost.com/2014/09/18/India-China-cooperation-troops_n_5844102.html.

[92]Sornarajah, M. "Implications of Sino-Indian Economic Cooperation. "In China, India and the International Economic Order. Cambridge: Cambridge University Press, 2010.

Hucheng, na região do Primeiro-Ministro Narendra Modi e aprovado pelo Presidente Xi Jinping. A afirmação estabelece um guia de médio prazo para o progresso de uma mudança equilibrada e sensata das relações monetárias e comerciais entre a China e a Índia, com base no princípio da correspondência e da posição favorável regular. Não obstante outras coisas, tenta reduzir a desproporção comercial bilateral e reforçar o interesse errante em reconhecer a hipótese de 20 mil milhões de dólares da China em 5 anos. Da mesma forma, um ambiente de negócios claro, estável e relacionado com o dinheiro e uma cooperação reforçada entre as Câmaras de Comércio e as gamas relacionadas com o dinheiro dos dois países seriam igualmente assegurados ao abrigo do acordo. A abertura comercial entre os dois países manteve-se em 35 mil milhões de dólares para a China.

Há um ano, o comércio bilateral total era de 66,4 mil milhões de dólares. Além disso, Sitharaman e Gao apresentaram a ata da décima sessão do Grupo Económico Misto Índia-China, realizada recentemente em Pequim. No decurso da reunião de Pequim, ambas as partes mantiveram conversações rápidas e sujas sobre diversas questões, tendo em vista o progresso de uma cooperação alargada e significativa no domínio do comércio e do dinheiro, e concordaram em adotar medidas para alcançar um comércio plausível e equilibrado. No decurso da reunião, foram igualmente examinadas medidas específicas para melhorar o acesso das empresas aos produtos indianos, por exemplo, agrícolas e farmacêuticos, e as tarifas das administrações.[93]

4.2 Áreas de cooperação

Relativamente a algumas questões, basicamente de interesse normal, a Índia e a China cooperaram com um nível razoável de sucesso. Embora as discussões sobre o debate periférico tenham dado a entender um mínimo de sucesso inicial, tendo em conta que ambas as nações estão ocupadas a reforçar a sua prontidão marginal, deram igualmente alguns passos para melhorar a construção de certezas partilhadas. Foram criadas linhas diretas entre os líderes das forças armadas e as duas nações consentiram em conduzir actividades militares conjuntas. Para além disso, realizam-se encontros à margem das fronteiras entre o pessoal das forças armadas. As negociações militares que Nova Deli tinha suspendido para contestar a decisão da China de recusar a autorização de viagem ao tenente-general B.S. Jaswal, chefe do Comando do Norte, que cobre a região de Jammu e Caxemira, prosseguiram. As cimeiras das Nações Unidas sobre o ambiente, especialmente desde a Cimeira do Rio de 1992, têm sido o campo de batalha entre as nações criadas e as nações criadoras. Censuram-se

[93]"Visita do Presidente chinês Xi Jinping: A Índia e a China assinam um Pacto de Cooperação Económica e Comercial de 5 anos". The Economic times. 18 de setembro de 2014. Acedido em 1 de março de 2015. http://articles.economictimes.Indiatimes.com/2014-09-18/news/54068285_1_trade-gap-gao-hucheng-total-bilateral-trade.

mutuamente por causa da corrupção natural e de uma mudança climática não natural. A China e a Índia, que são os principais focos de reação dos Estados Unidos e dos seus companheiros, têm até agora composto eficazmente os seus métodos nas cimeiras naturais. Os EUA e outros países ocidentais querem que a Índia e a China entrem na segunda fase do Protocolo de Quioto, que deverá ser alargado em 2012.

O Protocolo de Quioto, na sua estrutura disponível, obriga apenas as nações criadas como os EUA, a Grã-Bretanha e o Japão a diminuir as suas emanações de gases de viveiro. Em Copenhaga, as nações criadas tentaram levar a China a reconhecer sozinha a obrigação de diminuir o fluxo de gases de viveiro, mas a Índia frustrou a sua batalha ao dar as mãos à China. [94] deve ser chamada a atenção para o facto de a China ser o maior emissor de gases de viveiro, enquanto a descarga da Índia é consideravelmente menor. A China representa 21 por cada cêntimo das emissões mundiais; a oferta da Índia é avaliada em cerca de 5 por cada cêntimo. Em Cancun, estas duas nações mantiveram-se unidas contra o peso que lhes foi imposto para reconhecerem a responsabilidade legítima de reduzir as emissões de gases de viveiro. No entanto, eles reconheceram o dever intencional dessa maneira. O quadro monetário/orçamental global sentiu a entrada destas duas economias asiáticas em ascensão. A força passou do G-8 para o G-20, que inclui tanto a Índia como a China.

Na sua Cimeira de Pittsburgh, o G-20 consentiu em transferir uma taxa mais elevada da oferta de acções do Fundo Monetário Internacional (FMI) para as nações criadoras. O Ocidente, atingido pela recessão, está a dar o devido valor à Índia e à China, que se ergueram incólumes. Na transação da Ronda de Doha da Organização Mundial do Comércio (OMC), a Índia e a China definiram as suas posições sobre algumas questões. Será muito vantajoso para ambas cooperarem também em diferentes domínios, como a segurança vital e a segurança marítima.

4.3 Diplomacia comercial e económica

Não há muito tempo, o volume de comércio entre os dois países era baixo, mas havia um impressionante excedente comercial a favor da Índia. Atualmente, o comércio bilateral é muito mais elevado, mas existe um enorme excedente comercial a favor da China. Em 2004, a Índia registou um excedente comercial de 1,75 mil milhões de dólares, mas, em 2008, a sua balança comercial com a China atingiu um défice de 11 mil milhões de dólares. Este défice aumentou para 20 mil milhões de dólares em 2010. O comércio entre os dois países aumentou de apenas 3 mil milhões de dólares em 2000 para 52 mil milhões de dólares em 2008; em 2010, ultrapassou os 60 mil milhões de dólares. Embora a China tenha substituído os EUA como o maior parceiro comercial da Índia, a Índia é o décimo maior parceiro comercial da China.

[94]The Hindu, 16 de janeiro de 2010; Ibid., 10 de maio de 2010.

A China exporta para a Índia sobretudo produtos manufacturados e de alta tecnologia, ao passo que as exportações indianas para aquele país são constituídas maioritariamente por produtos semi-acabados e matérias-primas - sobretudo minério de ferro utilizado no fabrico de aço.[95] Os produtos chineses têm a vantagem de serem de baixo preço. A China criou vários obstáculos ao fácil acesso das empresas indianas de TI e farmacêuticas ao seu mercado. Espera-se que Pequim resolva em breve estas queixas da Índia, de modo a que possa prevalecer um maior equilíbrio no comércio bilateral.

O comércio tem a capacidade de ultrapassar as barreiras políticas, mas há um limite para a dissociação das relações políticas e económicas. Embora a melhoria das relações económicas abra caminho a melhores relações políticas, a necessidade de mais comércio pode constituir um incentivo para melhorar as relações políticas. A Índia é o líder natural do Sul da Ásia, mas tem frequentemente relações tensas com a maioria dos países da região, e a China está a explorar este facto para promover os seus interesses económicos e estratégicos na região.

Após um longo período de negligência, a sua política de "Olhar para Leste", concretizada em meados da década de 1990, colocou a Índia numa boa posição no Sudeste Asiático, mas a China, devido à sua geografia, dinheiro, poder e grande diáspora, continua a estar mais bem colocada para promover os seus interesses na região. A Associação das Nações do Sudeste Asiático (ASEAN), com um mercado conjunto de 1,8 mil milhões de pessoas e um PIB total de 2,8 mil milhões de dólares, é um grande atrativo e tanto a China como a Índia, juntamente com os EUA, o Japão e a Coreia do Sul, estão interessados em entrar neste mercado.

Os países locais, enervados com a "assertividade" e a postura "agressiva" da China, olham para os EUA e para a Índia como forças de compensação.[96] Tanto a China como a Índia declararam que não são rivais pelos mercados do terceiro mundo, mas um olhar para as suas actividades em África dá uma sensação contrária.[97] Na construção de ligações económicas neste continente, a China ganhou terreno à Índia. Muito antes desta última, tentou seduzir os países locais através de uma mistura inteligente de ajuda, investimento e construção de estradas e outras infra-estruturas, e ofensiva diplomática. Isto ajudou-a a obter acesso ao seu petróleo e a várias matérias-primas valiosas.

Em termos de comércio, a China está muito à frente. Em 2010, o comércio China-África foi de 126,9 mil milhões de dólares, enquanto o comércio Índia-África foi de

---

[95]Pragya Singh, "Shanghai Surprise", Outlook, Nova Deli, 29 de janeiro de 2009, p. 55.
[96]"Eastward Ho!", The Times of India, editorial, 28 de julho de 2009.
[97] Harry G. Broadman, "India and China go to Africa: New Deals in the Developing World", Foreign Affairs, Vol. 87, No. 2, março-abril 2008, pp. 95-109.

apenas 40 mil milhões de dólares.[98] Apesar de ser um retardatário, a Índia está a tentar aproveitar os seus antigos laços com a população local através da diáspora indiana, da sua liderança no terceiro mundo em fóruns internacionais e da sua democracia. Aparentemente para contrariar uma cimeira bem sucedida de países africanos organizada pelo Governo chinês em Pequim em 2006, o Governo indiano organizou duas cimeiras de países africanos: uma em 2008 e outra em 2011.

Interessada no petróleo e no comércio de África, a Índia está a envidar esforços para conquistar os países africanos através da oferta de ajuda, conhecimentos e competências. Embarcou num programa de reforço da base de recursos humanos desses países. A sua estratégia para África consiste em "acrescentar valor" ou desenvolver capacidades - reforçar as capacidades africanas, tanto materiais como humanas. Na segunda cimeira do Fórum Índia-África, realizada em Adis Abeba em maio de 2011, o Primeiro-Ministro Singh anunciou uma linha de crédito de 5 mil milhões de dólares durante três anos para projectos de desenvolvimento e 3 milhões de dólares para a linha ferroviária Etiópia-Djibuti. Na primeira cimeira do fórum, realizada em 2008, a Índia tinha oferecido 5,4 mil milhões de dólares para a integração regional através do desenvolvimento de infra-estruturas. Também na diplomacia da ajuda, a China está à frente: concedeu empréstimos concessionais no valor de 10 mil milhões de dólares a um número de países africanos. Através da "diplomacia Yuan", está a tentar aproximar-se dos países africanos e de outros países em desenvolvimento (por exemplo, da América Latina). Tanto a Índia como a China estão interessadas em ter um acesso fácil e seguro aos recursos energéticos da Ásia Ocidental e da Ásia Central.[99]

As relações monetárias Índia-China constituem uma componente imperativa da associação fundamental e útil entre as duas nações. Foram criados alguns sistemas institucionais para melhorar e reforçar a participação monetária entre as duas nações. Para além do Grupo Económico Conjunto Índia-China sobre Relações Económicas e Comércio, Ciência e Tecnologia (JEG) e do Diálogo Estratégico e Económico Índia-China (SED), desde 2006 que existe um Diálogo Financeiro entre os dois países.

Diálogo financeiro Índia-China: Em conformidade com o Memorando de Entendimento sobre o envio do Diálogo Financeiro entre a Índia e a China, verificado no meio da visita do Primeiro-Ministro chinês Wen Jiabao à Índia em abril de 2005, as duas partes realizaram adequadamente sete Diálogos Financeiros em abril de 2006, dezembro de 2007, janeiro de 2009, setembro de 2010, novembro de 2011,

---

[98]"A Strong Beginning", The Times of India, 26 de maio de 2011

[99] J.K. Baral (2012): Conflict and Cooperation in India-China Relations, Journal of Defence Studies, Vol-6, Issue-2. pp-78-93

setembro de 2013 e dezembro de 2014 individualmente. O Sétimo Diálogo Financeiro Índia-China foi realizado em 19 de dezembro de 2014 em Nova Deli. Uma Declaração Conjunta foi marcada no final do Diálogo. No meio deste Diálogo, as duas partes mantiveram intercâmbios de cima para baixo sobre as novas dificuldades enfrentadas pela economia mundial, as circunstâncias e abordagens financeiras em grande escala na Índia e na China, o avanço das mudanças básicas em ambas as nações, a participação em sistemas multilaterais e a colaboração monetária recíproca. O Oitavo Diálogo Financeiro Índia-China está planeado para ser realizado na China em 2015.

Manter o dinheiro Ligações: Nos últimos anos, muitos bancos indianos desenvolveram as suas actividades nos terrenos da China. Quatro bancos indianos, nomeadamente o Banco Estatal da Índia (Xangai e Tianjin), o Canara Bank (Xangai), o Bank of Baroda (Guangzhou) e o Bank of India (Shenzhen) têm sucursais na China. Atualmente, o State Bank of India é o principal banco indiano a ter aprovação para liderar o negócio de moeda local (RMB) na sua sucursal em Xangai. Além disso, os ambientes de trabalho dos operadores dos bancos indianos estão a funcionar da mesma forma no domínio da China: Axis Bank (Xangai), Punjab National Bank, (Xangai), Union Bank of India (Xangai e Pequim), ICICI Bank (Xangai), Bank of India (Pequim), Union Bank of India (Pequim) e Indian Overseas Bank (Guangzhou).

Mais bancos indianos precisam de remodelar os seus escritórios de representação na China para ambientes de trabalho de sucursal e os ambientes de trabalho de sucursal existentes são apelativos para a licença RMB. Além disso, o Turn Bank e o ICICI Bank (Xangai) obtiveram autorização para abrir uma sucursal. Em meados de 2011, o Banco Industrial e Comercial da China (ICBC) obteve uma subvenção para iniciar operações de caixa económica na Índia. O ICBC apresentou a sua sucursal de Mumbai em 15 de setembro de 2011. Este facto assinalou a abertura da primeira sucursal de um banco chinês na Índia.

Além disso, diversas associações governamentais e locais de trabalho dos dois países têm vindo a unir-se entre si para ajudar a um esforço conjunto nas zonas, por exemplo, avaliação, revisão, melhoria dos activos humanos e trabalho, bem-estar, avanço urbano e rural e turismo. Existe também um comércio e uma comunicação estreitos entre as organizações de investigação monetária e os investigadores. O ano de 2015 está a ser assinalado como o "Ano da visita à Índia na China". A organização de exercícios relacionados com o turismo é organizada a partir do envio do "Visit India Year 2015" mutuamente pelo Honorável Ministro dos Negócios Estrangeiros Smt. Sushma Swaraj e pelo vice-primeiro-ministro chinês Wang Yangin Beijing em 2 de fevereiro de 2015. A Índia e a China consentiram mutuamente em elevar as trocas comerciais entre indivíduos através do turismo.

4.4 Comércio bilateral e relações comerciais

Facilitar a participação das empresas em todos os domínios, fundamentalmente na criação de fundações, na produção e na agricultura, com especial atenção para os empreendimentos em grande escala, incluindo o transporte ferroviário e os parques modernos; A Índia está a promover um maior entusiasmo por parte das organizações indianas em relação ao sector empresarial chinês, a desenvolver as trocas sociais e os laços de ajuda entre os países, a reforçar a colaboração entre áreas urbanas irmãs, a promover a participação em questões territoriais e mundiais, a coordenar estreitamente as posições em questões fundamentais como um aspeto importante dos BRICS, a participação da China-Rússia-Índia, o G20 e a Cimeira da Ásia Oriental, a envidar esforços adicionais para determinar os contrastes entre as duas nações para manter a paz e a serenidade nas regiões periféricas com o objetivo de resolver a questão dos limites por etapas. Pequim está a ver o último vencedor das corridas parlamentares indianas, Narendra Modi, como um "administrador poderoso", que se concentrará nas partes monetárias da associação e considerará os passatempos nacionais para alargar as mudanças, melhorar a economia e expandir o bem-estar da população.[100]

4.4.1 Comércio bilateral

O intercâmbio recíproco Índia-China para 2014 manteve-se em 70,25 mil milhões de dólares. As tarifas da Índia para a China foram de 11,98 mil milhões de dólares, embora as tarifas da China tenham sido de 58,27 mil milhões de dólares, o que resultou num défice de 46,29 mil milhões de dólares. O intercâmbio recíproco Índia-China, que era de apenas 2,92 mil milhões de dólares em 2000, atingiu 41,85 mil milhões de dólares em 2008, tornando a China o maior cúmplice da Índia no intercâmbio de produtos, suplantando os Estados Unidos da América.

Em 2011, o intercâmbio bilateral manteve-se em 69,37 mil milhões de dólares. As tarifas agregadas da Índia para a China em 2011 foram de 16,54 mil milhões de dólares e as tarifas da China para a Índia ascenderam a 52,83 mil milhões de dólares. O défice cambial da Índia para o ano de 2011 manteve-se em 36,28 mil milhões de dólares. O intercâmbio da China com a Índia e com o mundo no ano de 2012 reflectiu os padrões da paralisação financeira mundial, caracterizada por uma menor utilização e um desenvolvimento mais lento dos volumes de intercâmbio. Os produtos de câmbio agregados Índia-China para 2012 mantiveram-se em 66,75 mil milhões de dólares, registando um decréscimo. As tarifas da Índia para a China em

[100]Odintsov, Vladimir. "China e Índia: Strategic Partnership and Cooperation". NEO New Eastern Outlook, 2014

2012 ascenderam a 14,87 mil milhões de dólares, enquanto as importações atingiram um total de 51,88 mil milhões de dólares, registando uma diminuição em relação ao valor de 2011. A escassez de divisas para a Índia em 2012 manteve-se em 37,01 mil milhões de dólares. As trocas comerciais entre a Índia e a China em 2013 foram de 65,9 mil milhões de dólares. As tarifas da Índia para a China atingiram 14,50 mil milhões de dólares, enquanto as tarifas da China foram de 51,38 mil milhões de dólares, o que resultou num défice cambial de 36,88 mil milhões de dólares.

4.4.2 Investimentos bilaterais

4.4.2.1 Os investimentos efectuados pela China na Índia

^ Em 2007, dezasseis milhões de dólares americanos.

^ Em 2008, quarenta e nove vírgula um (49,1) milhões de dólares americanos.

^ Em 2010, trinta e três (33) milhões de dólares americanos (juros não orçamentais da China na Índia.

^ Em 2011, noventa e cinco vírgula noventa (95,90) milhões de dólares americanos (interesses não orçamentais da China na Índia).

^ Em 2012, cento e cinquenta e quatro (154) milhões de dólares americanos (interesses não orçamentais da China na Índia).

^ Até dezembro de 2013, (2,763) milhões de dólares americanos (total, os interesses não orçamentais da China na Índia.

^ Em 2014, 243 milhões de dólares americanos (investimento não orçamental da China na Índia).

4.4.2.2 O investimento efectuado pela Índia na China

^ Em 2006, 52 milhões de dólares americanos.

^ Até 2007, 34 milhões de dólares americanos em 78 projectos.

^ Até 2008, 257 milhões de dólares americanos em 92 projectos.

^ Até 2010, o IDE da Índia na China em 77 projectos; especulação de 55 milhões de dólares dos EUA .

^ Em 2011, o IDE da Índia na China foi de 130 empreendimentos; especulação de 42,17 milhões de dólares americanos.

^ Em 2012, o IDE da Índia na China foi de 44 milhões de dólares americanos.

> Em 2014, o IDE da Índia na China foi de 50,75 milhões de dólares americanos.

^ Até 2014 - Investimento indiano na China (total)

4.4.3 Os acordos e projectos realizados pela China com a Índia

^ Em 2007, o negócio atingiu 4,56 mil milhões de dólares americanos e as receitas reconhecidas 1,99 mil milhões de dólares americanos.

^ Em 2008, o negócio ascendeu a 12,9 mil milhões de dólares americanos e as receitas reconhecidas a 4,3 mil milhões de dólares americanos.

^ Em 2010, o negócio ascendeu a 6,9 mil milhões de dólares americanos e as receitas reconhecidas a 5,8 mil milhões de dólares americanos.

^ Em 2011, de janeiro a dezembro, o pacto foi de 14,06 mil milhões de dólares americanos e as receitas reconhecidas de 7,44 mil milhões de dólares americanos.

^ A estimativa colectiva do empreendimento chinês em dezembro de 2011 era de 55,61 mil milhões de dólares americanos. As receitas gerais reconhecidas dos seguintes projectos em dezembro de 2011 eram de 26,82 mil milhões de dólares americanos.

^ No final de junho de 2012, a estimativa agregada do acordo entre a Índia e a China era de 57,59 mil milhões de dólares americanos, com receitas reconhecidas de 29,78 mil milhões de dólares americanos.

^ No final de fevereiro de 2013, a estimativa agregada do acordo entre a Índia e a China atingiu 60,21, com um retorno reconhecido de 34,3 mil milhões de dólares americanos.

^ 2014-Contrato no valor de 1,567 mil milhões de dólares, volume de negócios reconhecido em 2,536 mil milhões de dólares.

^ Até 2014, o contrato representou 63,703 mil milhões de dólares, volume de negócios reconhecido.

4.5 Mecanismos intergovernamentais

No que respeita ao compromisso financeiro e comercial entre a China e a Índia, existem alguns elementos institucionais. Durante a anterior visita do Primeiro-Ministro Rajiv Gandhi à China, para o desenvolvimento das relações económicas e comerciais bilaterais e para a promoção da ciência e da tecnologia, foi criado em 1988 um quadro de diálogo a nível administrativo denominado Grupo Económico Conjunto (GEC). A fim de investigar os potenciais editoriais entre os dois países em matéria de comércio desenvolvido e de esforços orçamentais coordenados, foi criado um grupo de estudo comum após a visita do antigo Primeiro-Ministro Vajpayee à China, em junho de 2003. De acordo com a sua recomendação, foi criada uma Task Force Conjunta (JTF) para estudar a viabilidade de um Acordo Comercial Regional Índia-China. O relatório da JTF foi elaborado em outubro de 2007. Existem igualmente grupos de trabalho conjuntos sobre comércio, agricultura e energia. Em dezembro de 2010, ambos os países concordaram em estabelecer o Diálogo Estratégico e Económico Índia-China (SED). O primeiro SED teve lugar em Pequim, a 26 de setembro de 2011.

4.6 Diálogo Estratégico e Económico Índia-China (SED)

Durante a visita do primeiro-ministro chinês Wen Jiabao à Índia, em dezembro de 2010, a Índia e a China concordaram em criar o sistema de Diálogo Estratégico e Económico. O SED é um encontro para ambas as partes falarem sobre as principais questões financeiras de grande escala que afectam os dois países, como consequência da mudança do cenário monetário e monetário mundial, para partilharem as suas melhores práticas individuais e para tratarem de questões monetárias residenciais de teste e para reconhecerem campos específicos para melhorar a colaboração, a aprendizagem e a partilha de experiências. Na SED, a parte indiana é representada pelo Sr. Montek Singh Ahluwalia, Vice-Presidente da Comissão de Planeamento, enquanto a parte chinesa é representada pelo Sr. Zhang Ping, Presidente da Comissão Nacional de Desenvolvimento e Reformas (NDRC).

Nos dias 26 e 27 de setembro de 2011, realizou-se em Pequim a primeira reunião de diálogo económico estratégico entre a China e a Índia. Os problemas que foram examinados nessa primeira reunião de diálogo económico estratégico integraram o preâmbulo sobre o caminho para as necessidades do décimo segundo acordo do estado da China e da Índia, além de um debate sobre os acordos relacionados com dinheiro e dinheiro de cada nação, filosofias de meandro das duas nações, estruturas sobre proteção de vitalidade e atestado ambiental e assim por diante.

Ambos os países decidiram criar grupos operacionais. Os dois Estados optaram por grupos de trabalho em número de cinco, abordando a sincronização, a fundação, a vitalidade, a segurança ambiental e a inovação.

Para além dos encontros de oficiais que incorporaram contemplações ponto a ponto nos 3 assuntos sociais de trabalho sobre Infra-estruturas e Investimento conduzidos por Shri Vinay Mittal, o presidente do Conselho dos Caminhos-de-Ferro. Gestão da água, conduzida por Shri Dhruv Vijay Singh, Secretário (Recursos Hídricos e Eficiência Energética), conduzida pelo Dr. Ajay Mathur, Diretor-Geral, Gabinete de Eficiência Energética, a SED incluiu ainda uma visita a Tianjin, onde o plano indiano conheceu o gabinete de dessalinização da água. No final dos assuntos sociais oficiais, ambas as partes assinaram igualmente a Ata Aprovada do primeiro diálogo económico estratégico.

Em 26/11/2012, a segunda reunião do diálogo económico estratégico teve lugar em Deli, a cidade da Índia. No meio da segunda reunião do SED, os representantes de ambos os lados da Índia e da China falaram sobre um vasto conjunto de focos, contando com um apoio mais inequívoco, fortalecendo a correspondência em metodologias financeiras de grande escala, criando e ampliando o comércio e a circulação e impulsionando o esforço conjunto bilateral nas regiões orçamentais e de base. Os 5 grupos de trabalho propuseram algumas ideias e as recomendações/propostas preparadas por esses 5 grupos operacionais foram deliberadas no âmbito do segundo Diálogo, juntamente com os pormenores relativos aos seus próximos exercícios e implementações. Ambos os Estados nacionais concordaram que, nas actuais condições gerais relacionadas com o dinheiro, era essencial aumentar a intensidade do compromisso monetário entre os dois países.

No âmbito do segundo diálogo económico estratégico na Índia, a China e a Índia assinaram ainda sete memorandos de entendimento comerciais e quatro memorandos de entendimento entre governos. As componentes não pretensiosas dos memorandos de entendimento entre governos são as seguintes

(a) MOU (Memorando de Entendimento) entre a Comissão Nacional de Desenvolvimento e Reforma do Governo da República Popular da China e a Comissão de Planeamento do Governo da República da Índia.

(b) MOU (Memorando de Entendimento) China sobre o reforço da cooperação no domínio da eficiência energética entre o Gabinete da Eficiência Energética, o Ministério da Energia, o Governo da Índia e a Comissão Nacional de Desenvolvimento e Reforma do Governo da China.

(c) MOU (Memorando de Entendimento) entre os Ministérios dos Caminhos-de-Ferro do Governo da China e da Índia sobre a reformulação de investimentos específicos no sector ferroviário.

(d) MOU (Memorando de Entendimento) sobre o reforço da cooperação no sector das TI/ITES entre a Associação Nacional Indiana de Empresas de Software e Serviços e a Associação Chinesa da Indústria de Software.

A terceira reunião do Diálogo Económico Estratégico Índia-China (SED) teve lugar em Pequim, a 18 de março de 2014. As duas partes foram conduzidas pelo Sr. Montek Singh Ahluwalia, Vice-Presidente da Comissão de Planeamento, e pelo Sr. Xu Shaoshi, Presidente da NDRC, de forma autónoma. No decurso da terceira reunião, as duas partes avaliaram as questões de grande importância e as propostas e sugestões apresentadas pelos cinco eventos sociais de trabalho foram, além disso, consideradas no âmbito do terceiro diálogo. Em meio à 3ª SED, foram assinados dois Memorandos de Entendimento sobre Urbanização Sustentável e Cooperação na área de Tecnologia da Informação e Comunicação. A atividade antecipa Estudos Conjuntos em Urbanização Sustentável e Energia foram adicionalmente marcados no âmbito da 3ª SED.

4.7 Grupo Económico Misto

O Grupo Económico Misto Índia-China para as Relações Económicas e o Comércio, a Ciência e a Tecnologia (JEG) é um segmento de diálogo a nível administrativo criado em 1988, durante a visita do antigo Primeiro-Ministro Rajiv Gandhi à China. Até à data, o JEG reuniu-se nove vezes. A lista dos sete JEG anteriores encontra-se abaixo:

Sessão	**Local**	**Data**
Primeiro e mais importante Sessão	Índia (Deli)	11/18,19/1989
Segunda sessão	China (Pequim)	2/06/1991
Terceira sessão	Índia (Deli)	12/09/1991
Quarta sessão	China (Pequim)	1/04/1993
Quinta sessão	Índia (Deli)	6/13/1994
Sexta sessão	China (Pequim)	2/19, 20/2000
Sete sessões	Índia (Deli)	3/16/2006
Oitava sessão	China (Pequim)	1/29/2009
Nona sessão	Índia (Deli)	8/27/2012
Décima sessão	China (Pequim)	9/02/2014

O Ministro do Comércio e da Indústria da Índia, Shri Anand Sharma, e o Ministro do Comércio da RPC, Chen Deming, determinaram em conjunto o nono grupo económico conjunto JEG. A décima reunião foi agendada para o dia 2 de setembro de 2014, em Pequim, e foi conduzida conjuntamente por Nirmala Sitharaman, Ministra de Estado do Comércio e da Indústria, e por Gao Hucheng, Ministro do Comércio da RPC.

4.8 Empresas indianas na China

Nos últimos anos, com o avanço da atividade comercial bilateral entre a República Popular da China e as repúblicas da Índia, várias associações indianas começaram a criar operações chinesas para instituir em conjunto clientes das multinacionais e os seus próprios clientes indianos na República Popular da China. Os empreendimentos das actividades indianas na China são como ambientes de trabalho ilustrativos e como empreendimentos conjuntos com as associações da China. Estas estão empenhadas em reunir produtos farmacêuticos, tubos seguros, essencialidade eólica, partes de automóveis, etc. Organizações que se dedicam à tecnologia da informação e à tecnologia da informação (direção de TI, cursos de ação de programação e programação específica) negociam, guardam dinheiro e reúnem os negócios. Enquanto a reunião de comércio da Índia se restringe essencialmente a zonas urbanas portuárias notáveis, por exemplo, Guangzhou e Shenzhen, estão também presentes em grande número em locais onde a China estabeleceu armazéns e mercados extensos, por exemplo, Yiwu. A maior parte das associações da Índia instalou-se em Xangai, que é conhecida por ser o centro de dinheiro da China, enquanto um pequeno número de associações indianas estabeleceu ambientes de trabalho em Pequim, a capital da China. Algumas das organizações óbvias da Índia na China aderem

a) TCS
b) Cimentos Binani
c) Forja Bharat
d) Aurobindo Pharma
e) NIIT
f) Wipro
g) Infosys
h) APTECH
i) Mahindra Satyam
j) SUNDARAM Fixadores
k) Indústrias Reliance
l) TATA Sons

De acordo com os registos, 10 bancos da Índia estabeleceram as suas operações na China. As operações dos bancos são classificadas como ambiente de trabalho de agência e ambiente de trabalho de operador. Os bancos com ambiente de trabalho de agência são:

a) Banco da Índia
b) Banco Estatal da Índia
c) Banco de Baroda
d) Banco Canara

Os bancos de ambientes de trabalho do operador incluem:

a) Banco UCO
b) Banco da União da Índia
c) Bancos nacionais do Punjab
d) Banco Allahabad
e) Banco Indiano Ultramarino

Para além dos bancos PSU, os bancos privados, por exemplo, o Axis e o ICICI, também têm ambientes de trabalho delegados na China.

4.9 Empresas chinesas na Índia

Conforme indicado pelos dados acessíveis pela Embaixada da Índia, na Índia, foram criadas cerca de cem filiais chinesas. Diferentes estados críticos da China asseguraram relações em empreendimentos mecânicos de triunfo de encontros e estruturas dentro da Índia, bem como lançaram situações de trabalho de tarefas. Alguns desses empreendimentos são os seguintes:

a) Sany Heavy Industry Ltd
b) Aço Sino
c) Sino Hydro Corporation
d) China Dongfang International
e) Baoshan Iron & Steel Ltd
f) Shougang Internacional

As filiações, a tecnologia da informação e a eletrónica da China também são manobradas na Índia. Combina:

a) TCL
b) Haier
c) Huawei Technologies
d) ZTE

Inúmeras afiliações são consolidadas em ligações EPC no sector da energia. Estas fundem a Shanghai Electric, a Harbin Electric, a Dongfang Electric, a Shenyang Electric e outras. A Beijing Automotive Industry Corporation, uma imensa empresa automobilística da China, declarou recentemente estratégias para investir duzentos e cinquenta milhões de dólares americanos numa fábrica de veículos na cidade de Pune, na Índia. Planos estabelecidos pelo criador de transformadores baseado em Xinjiang para colocar recursos num escritório de eventos sociais em Gujarat (Índia). No meio da visita do primeiro-ministro chinês à Índia, a Huawei comunicou que estava a preparar uma ação para colocar recursos num gabinete de construção de equipamentos de telecomunicações na Índia (Chennai).

Na 5ª Cimeira dos BRICS, realizada em Durban, na África do Sul, em 27 de março de 2013, os pioneiros dos BRICS criaram o Novo Banco de Desenvolvimento (NDB). O banco de desenvolvimento dos BRICS servirá de contrapeso aos poderosos credores internacionais, como o Banco Mundial e o Fundo Monetário

Internacional.[101]

Com diferentes perspectivas de relação recíproca, a Interação Bilateral de Defesa entre a Índia e a China tem vindo a desenvolver-se de forma consistente. O Ministro da Defesa da Índia passou pela China em julho de 2013. Não obstante outros negócios anormais a nível estatal e utilitário, a preparação conjunta hostil ao terrorismo "Activity Hand in Hand 2013" foi dirigida em Sichuan, na China. A mudança de laços bilaterais na área da segurança, bem como em diferentes domínios em que as duas nações estão progressivamente envolvidas, também ajudou a reforçar as interações entre ambas as nações.[102]

O acordo de cooperação no domínio da ciência e da tecnologia é o acordo de cúpula, no âmbito do qual foram assinaladas e estão a ser actualizadas diferentes afirmações/MoUs entre associações/grupos experimentais de ambas as nações. O acordo prevê o comércio de investigadores, o comércio de dados e documentação exploratórios e especializados, a associação de classes e reuniões lógicas e especializadas recíprocas, a prova conjunta de distinção de questões experimentais e especializadas e a elaboração e execução de programas de exame conjuntos, etc.
O Acordo determina a criação de uma componente do Comité Misto Índia-China sobre a colaboração científica e tecnológica para organizar, facilitar, examinar e incentivar a participação nos domínios acima referidos. Até à data, o Comité Misto reuniu-se seis vezes, de acordo com o calendário abaixo indicado.

I. Primeira sessão Nova Deli 30-31 de março de 1989
II. Segunda Sessão Pequim 22-24 julho, 1991
III. Terceira Sessão Nova Deli 19-20Abril, 1993
IV. Quarta Sessão Pequim 26 de maio, 1999
V. Quinta sessão Nova Deli 8 de fevereiro de 2002

VI. Sexta Sessão Pequim 10 de setembro de 2013

Na 3ª Reunião do Comité Misto, foram distinguidos os 8 territórios de necessidade de colaboração que a acompanham:

(i) Laser
(ii) Materiais e Ciências da Terra

[101]Powell, Anita. "Líderes do BRICS otimistas com o novo banco de desenvolvimento" Voz da América. 27 de março de 2013. Acedido em 11 de março de 2015. http://www.voanews.com/content/brics-summit-leaders- optimistic-about-new-development-bank/1629583.html.

[102]Banerjee, Dipankar, e Jabin T. Jacob. "India-China Relations in the 21st Century: Seeking Confidence and Convergence". Em Military Confidence-building and India-China Relations: Fighting Distrust". 1.ª ed. Pentagon Press, 2013.

(iii) Deteção espacial e remota
(iv) Horticultura e pesca
(v) Engenharia de Compostos com ênfase em Plásticos de Engenharia
(vi) Soluções, nomeadamente aparelhos, instrumentos e medicina tradicional
(vii) Biotecnologia
(viii) Dispositivos electrónicos

Nas reuniões dos comités mistos que daí resultaram, foram reconhecidas as zonas de participação que se tornaram mais necessárias:

(i) Biotecnologia
(ii) Ciência e inovação médica
(iii) Ciência e tecnologia dos materiais, incluindo materiais propulsores
(iv) Ciências da Terra, incluindo a redução de calamidades comuns
(v) Ciência química e inovação
(vi) Aeronáutica
(vii) Hardware eletrónico e tecnologias da informação, incluindo desenvolvimento de software
(viii) Ciência dos materiais de alta energia
(ix) Astronomia
(x) Mitigação de catástrofes naturais

Na 6ª Reunião do Comité de Trabalho Conjunto, que foi a primeira reunião em 11 anos, as duas partes decidiram colaborar (i) no alívio de tremores e fiascos caraterísticos, (ii) na observação de estrelas e astronomia, (iii) na investigação sobre alterações ambientais, e (iv) na informação e medicação convencionais.

4.10 Grupo de Trabalho Conjunto para a Cooperação Florestal

1. Em novembro de 2006, foi assinado um acordo de cooperação florestal entre o Ministério do Ambiente e das Florestas da Índia e a Administração Estatal das Florestas da China. O acordo prevê oito zonas de participação, incluindo a melhoria e a utilização dos recursos florestais. Até à data, foram realizadas três reuniões do Grupo de Trabalho Florestal Conjunto, a última das quais em fevereiro de 2012. O Sr. Amitabh Kant, Secretário do Departamento de Política e Promoção Industrial (DIPP), Ministério do Comércio e Indústria do Governo da Índia, convidou as empresas chinesas a aproveitarem as novas e excitantes oportunidades de investimento na Índia, esta manhã, numa exposição itinerante Make In India organizada pelo Consulado Geral da Índia em parceria com o Conselho Chinês para a Promoção do Comércio Internacional (CCPIT) de Xangai. A exposição itinerante contou com a participação de mais de 170 executivos de empresas chinesas líderes da região da China Oriental, abrangendo uma vasta gama de sectores.

2. O Sr. Kant salientou as vantagens únicas oferecidas pela Índia às empresas transformadoras, incluindo uma vasta reserva de mão de obra qualificada, baixos custos laborais e as novas políticas e iniciativas adoptadas pelo Governo da Índia para expandir a produção no âmbito do programa "Make-in-India", bem como para promover a facilidade de fazer negócios e facilitar os investidores.

3. Foram fornecidos pormenores sobre as políticas e oportunidades específicas em 25 sectores, tais como o sector da energia, automóvel e autopeças, energias renováveis, produtos farmacêuticos, produtos químicos, infra-estruturas, etc.

4. Foram também feitas apresentações por empresas chinesas, incluindo o Shanghai Urban Construction Group (SUCG), que tem estado envolvido em vários projectos de infra-estruturas na Índia, e a Wanfeng Auto, que investiu numa fábrica de rodas para automóveis em Haryana. Estas empresas salientaram o apoio que receberam do governo e das autoridades indianas e incentivaram outras empresas chinesas a aproveitarem a oportunidade.

5. O Secretário Kant também interagiu separadamente com várias grandes empresas de infra-estruturas e de energias renováveis. O Cônsul-Geral informou que várias grandes empresas chinesas , especialmente as do sector das energias renováveis, estavam a expandir as suas operações/investimentos na Índia.[103]

4.11 Medidas de reforço da confiança

A Índia e a China apresentam um exemplo curioso de "participação forçada", com intrigas focadas no dinheiro a terem tendência para eclipsar falsamente os contrastes vitais vencedores. Para diminuir o contacto potencial, há uma necessidade de novas medidas de construção de certezas (CBMs) no meio da Índia e da China. A capacidade das CBMs reside na junção de passatempos monetários e na sua centralidade geoestratégica para a paz e a confiança locais.

4.12 Comércio para além das fronteiras

A Índia e a China assinaram um acordo bilateral sobre a rota alternativa de Nathula.[104] A abertura de Nathu La é considerada um outro apoio ao seu intercâmbio periférico, o efeito da abertura de Nathu La a partir de junho de 2003 começou a ser visto a partir de agora no que diz respeito a esta determinação encorajadora do debate franco China-Índia a longo prazo. Entre outras coisas, a troca de franjas através de Nathu

---

[103]Kant, Amitabh. Roadshow "Make in India" em Xangai. "Embaixada da Índia, ala de comércio e comércio de Pequim. 4 de abril de 2015. Acedido em 10 de março de 2015.

[104]Nathula Pass Set to Become Gateway to Kailash-Mansarovar Pilgrimage". NDTV. 29 de novembro de 2014. Acessado em 10 de março de 2015. http://www.ndtv.com/.

La deve ter um efeito direto na mudança de vida dos grupos nestes locais periféricos, o que subsequentemente criou outro entusiasmo entre os indivíduos de toda esta localidade oriental da Índia, particularmente entre os corretores. Além disso, prevê-se que, de uma forma indireta, criaria um terreno prolífico para a paz e a serenidade e encorajaria a construção de certezas no meio da China e da Índia.[105] Para ter a certeza de que, tanto nas brincadeiras escolares como nas de autoridade, a sua respectiva troca e particularmente a sua troca de franjas são agora vistas como o pilar mais fiável e também o mais agradável da sua aproximação. Isto exige que se preveja, adicionalmente, uma troca de fronteiras que permita um melhor controlo e organização dos locais marginais e que desincentive a pirataria e o dumping, bem como ajude a travar a expansão de medicamentos e armas ligeiras, que tem sido o aspeto mais desprezível da interface China-Índia em alguns destes delicados distritos marginais na divisão oriental das zonas marginais China-Índia. O intercâmbio entre a China e a Índia na periferia deve ser avaliado não apenas em termos de perspectivas de intercâmbio, mas antes com base no seu empenhamento na segurança política geral e no progresso social, bem como na manutenção da paz e da serenidade nestas zonas periféricas.[106]

4.13 Conferência sobre Interação e Medidas de Confiança na Ásia (CICA)

Reunião sobre Interação e Medidas de Criação de Confiança na Ásia debate diálogos e reuniões sobre questões de segurança local na Ásia, com o objetivo principal e a razão de melhorar a colaboração através de medidas multilaterais de criação de confiança para promover a paz, a segurança e a força na Ásia. Foi inicialmente proposto pelo Presidente do Cazaquistão, Nursultan Nazarbayev, em 5 de outubro de 1992, na 47ª Sessão da Assembleia Geral das Nações Unidas. A CICA iniciou formalmente os seus exercícios em março de 1993. Fazem parte da CICA 26 Estados, incluindo a China, o Afeganistão, o Azerbaijão, o Egito, a Índia, o Irão, Israel, o Cazaquistão, o Quirguizistão, a Mongólia, o Paquistão, a Palestina, a Rússia, o Tajiquistão, a Turquia, o Uzbequistão, a Tailândia, a República da Coreia, a Jordânia, os Emirados Árabes Unidos, o Vietname, o Iraque, o Barém, o Camboja, o Qatar e o Bangladesh, e 11 países terceiros. O CICA segue a linha diretriz do acordo. Aprovou os registos fundamentais que o acompanham: 1. a Declaração dos Ministros sobre os Princípios que Orientam as Relações entre os Estados Membros do CICA (1999), que estipula que os Estados Partes do CICA devem ter em conta a influência e a fiabilidade regional uns dos outros, não se imiscuir nas questões internas uns dos outros e evitar o risco ou a utilização do poder; 2. a Lei de Almaty

---

[105]Singh, Swaran. "China- India Economic Engagement Building Mutual Confidence. "RePEc (Research Papers in Economics). http://repec.org/.

[106]Singh, Swaran. Compromisso económico entre a China e a Índia: criar confiança mútua. No. id: 2013. 2009.

(2002), que define os destinos, os objectivos, o rumo da colaboração e a estrutura hierárquica do CICA; 3. O Catálogo de Medidas de Fortalecimento da Confiança do CICA (2004), que estipula que os Estados Partes lutarão contra novas dificuldades e perigos nas medidas financeiras, naturais e individuais e sociais e iniciarão e actualizarão medidas de fortalecimento da confiança na medida político-militar, e que as medidas de fortalecimento da confiança podem continuar numa premissa progressiva e voluntária e servir apenas como recomendações.[107]

Alguns vestígios das declarações conjuntas da China e da Índia são os seguintes

^ Declaração sobre os princípios das relações e da cooperação global entre a República Popular da China e a República da Índia (200306-25)

^ Comunicado de imprensa da segunda reunião do mecanismo de diálogo sino-indiano sobre a luta contra o terrorismo (2003-06-13)

^ Acordo comercial entre o Governo da República Popular da China e o Governo da República da Índia (2002-01-16)

^ Acordo cultural entre o Governo da República Popular da China e o Governo da República da Índia (2002-01-1)

Comunicado Conjunto sobre o Estabelecimento de Relações Diplomáticas entre a República Popular da China e a República da Índia (2002-01-16)

^ Acordo entre o Governo da República Popular da China e o Governo da República da Índia sobre a manutenção da paz e da tranquilidade ao longo da linha de controlo real nas zonas fronteiriças entre a China e a Índia (2002-01-16)

^ Acordo entre o Governo da República Popular da China e o Governo da República da Índia sobre medidas de reforço da confiança no domínio militar ao longo da linha de controlo real nas zonas fronteiriças entre a China e a Índia (2002-01-16)

^ Comunicado de imprensa conjunto jingo-indiano (1988-12-23)[108]

O ano de comércio benevolente entre a Índia e a China foi lançado na capital indiana em fevereiro de 2014, quando o Presidente chinês Xi Jinping e o anterior Primeiro-Ministro indiano Manmohan Singh chamaram a atenção para o facto de que, coletivamente, o sonho chinês está quase ligado ao sonho indiano e que se encaixam agradavelmente um no outro. - O primeiro-ministro indiano, Narendra Modi, disse na terça-feira que espera com entusiasmo visitar a China em breve para negociar com

---

[107]Conferência sobre Interação e Medidas de Criação de Confiança na Ásia Presidência-China Sobre CICA. "Embaixada da República Popular da China na República da Índia. http://www.cica-China.org/eng/gyyx_1/zyxjj/t1150155.htm.

[108]ChinaIndia Relations. "Embaixada da República Popular da China na República da Índia. http://in.China- embassy.org/eng/zt/yhjln/.

os pioneiros chineses a assistência às relações Índia-China. Em meio a uma reunião aqui com o conselheiro de Estado chinês Yang Jiechi, Modi disse que os indivíduos indianos têm novas lembranças da frutífera visita à Índia do presidente chinês Xi Jinping há um ano. Yang disse que, como duas das maiores nações criadoras do planeta, por meio da participação completa e da construção de uma associação de avanço mais forte, a China e a Índia ajudarão a melhorar sua própria melhoria e, no ínterim, contribuirão para o avanço da paz, solidez e avanço do distrito e, adicionalmente, do mundo. ele disse que a China está disposta a trabalhar com a Índia para desenvolver consistentemente a confiança comum, estender efetivamente os campos de participação e levar a associação vital útil China-Índia a passar para estágios mais elevados.[109]

4.14 Interesses partilhados

No que respeita às questões habituais, por exemplo, alterações ambientais, direitos laborais, dinheiro, câmbio ou no que se refere a questões governamentais de baixo nível, a China caracteriza-se como uma nação criadora na mesma associação que a Índia. Pequim está disposta a aliar-se à Índia, uma vez que as suas intrigas aparentemente se fundem para se proteger de insultos e compromissos mundiais, apesar do desenvolvimento da China como golias orçamentais e cambiais.[110]

Com o efeito progressivo da globalização, os passatempos básicos da China e da Índia estão a aumentar e a união dos pontos de vista chineses indianos sobre os padrões de crescimento mundiais. Com o rápido desenvolvimento do seu intercâmbio, ambas as nações apresentam numerosas preocupações e passatempos normais. Por exemplo, na OMC, as intrigas mútuas incluem a reconstrução dos controlos da OMC na horticultura, contra o dumping, partes do acordo TRIPS (direitos de inovação protegidos relacionados com o intercâmbio) e o quadro de resolução de questões. Ambas as nações partilham passatempos monetários. Desde a década de 1990 que se assiste a uma união de interesses na estratégia de vitalidade de ambas as nações. Ambas as nações tentam disseminar o risco de fornecimento através do instrumento de dependência disponível. Têm procurado estratégias de substituição total, passando do carvão para o gás comum fluido. A China e a Índia oferecem um envolvimento normal na batalha para reconstruir os seus empreendimentos reivindicados pelo Estado incluídos no negócio da vitalidade. Existe uma solução típica para a questão da confusão crescente no meio da oferta e do interesse que provoca a falta de fiabilidade da vitalidade. Os acordos incorporam:

^ Apesar do elemento de risco envolvido, confiar nos fornecedores do Golfo

---

[109]"Primeiro-ministro indiano diz que espera ardentemente visitar a China". CHINADAILY. 24 de março de 2015. Acedido a 1 de abril de 2015. http://www.Chinadaily.com.cn/

[110] B. Chellaney, "A smoking dragon in sheep's clothing", IHT , 14 de janeiro de 2010 .

Pérsico e de outras áreas.

^ Construção de condutas para trazer recursos para o centro da procura a partir de áreas de abastecimento em países adjacentes.

^ Apesar do elevado custo de produção e das grandes necessidades de investimento de capital, a pressão para desenvolver campos de petróleo e de gás natural em locais fora do caminho.

^ Depender do mercado internacional para aumentar os segmentos da oferta.

^ Desenvolvimento de relações estratégicas e de interdependência com os principais fornecedores

A vizinhança em desenvolvimento da China no Oceano Índico é evidente. Tem sido um especialista financeiro dinâmico nas economias dos Estados litorais, construindo portos oceânicos remotos no Paquistão e bases marítimas no Sri Lanka, Bangladesh e Myanmar. Depois, a dedicação da Índia à investigação conjunta de petróleo com o Vietname no Mar da China Meridional tem sido uma fonte de grande incómodo para a China. A China e a Índia são atualmente cúmplices no empreendimento do gasoduto regular Sino-Myanmar. Incluindo igualmente a Coreia do Sul e Myanmar, este projeto dá uma boa amostra da participação global na construção de uma verdadeira base de vitalidade para o banquete de todas as partes envolvidas. Após a partilha de obrigações relativamente ao seu desenvolvimento, um esforço conjunto com cúmplices de cada uma das quatro nações irá igualmente trabalhar o gasoduto num movimento que deverá minimizar as pressões e os perigos geopolíticos. Este não é um caso isolado; as organizações petrolíferas estatais chinesas e indianas criaram um empreendimento conjunto na área petrolífera da Síria em 2005. Em maio de 2013, a China e a Índia obtiveram ambos o estatuto de observadores de nações não árcticas no Conselho do Ártico. Tal como diferentes países, e apesar dos desafios da extração nas posturas do Ártico, é verificável que ambos os governos estão excecionalmente intrigados com os potenciais activos comuns e de gás.

As organizações petrolíferas nacionais chinesas e indianas estão atualmente em conversações com a Gazprom e a Rosneft da Rússia para obterem petróleo e gás na zona próxima do Ártico. Dados os perigos relacionados, seria um bom presságio para ambas as nações criar um consórcio no acordo, como fizeram no empreendimento do gasoduto comum Myanmar-China. O facto de a China e a Índia serem ambas abundantes em carvão desordenado e procurarem petróleo e gás nos mercados mundiais poderia igualmente reforçar a sua estreita segurança nos acordos relativos às alterações ambientais globais. As duas nações partilham a questão do avanço do progresso financeiro para mais de mil milhões de indivíduos, ao mesmo tempo que respondem a apelos sólidos do grupo global para diminuir os fluxos de carbono das energias fósseis. A colaboração na premissa do avanço financeiro e do alívio das alterações ambientais permitiria aos dois países salvaguardar as suas posições autênticas em conjunto e abster-se de fazer escolhas que se façam à custa do outro.

O padrão mundial de vitalidade está a passar dos activos e avanços habituais para os novos. Nesta nova realidade, a China e a Índia têm o objetivo comum de assegurar o abastecimento de vitalidade a partir das fontes em desenvolvimento, incorporando o gás de xisto nos Estados Unidos e as novas fontes de petróleo e gás em África e na América do Sul. Por mais diferentes que sejam os seus enquadramentos financeiros e políticos, os dois maiores países em ascensão têm muito mais a ganhar com a prosperidade um do outro e muito mais a aumentar em conjunto, assegurando os seus caminhos oceânicos básicos mútuos e o fornecimento de vitalidade. Os laços entre a China e a Índia entraram numa nova fase de desenvolvimento. O lado positivo das relações entre a China e a Índia tem vindo a desenvolver-se, a força da nossa participação tem vindo a fortalecer-se e as relações entre as duas nações ascenderam a um nível totalmente novo. [111]

[111]"A China elogia os laços com a Índia e a Rússia". DAWN. 3 de fevereiro de 2015. Acedido em 10 de abril de 2015. http://www.dawn.com/.

Capítulo 5

IMPLICAÇÕES GLOBAIS E REGIONAIS

5.1 Cenário global

Com base nas tendências actuais, prevê-se que a China e a Índia surjam como as novas grandes potências mundiais até 2020. A Índia e a China serão as principais forças motrizes para estimular o crescimento económico mundial nos próximos 25 anos e nos anos seguintes. Os Estados Unidos, a Índia, a China e a Rússia partilham uma série de interesses estratégicos importantes e podem certamente encontrar uma forma de cooperar.

5.2 A Rússia e a ascensão da Índia-China

A ascensão de dois gigantes asiáticos emergentes, um aliado de longa data e um vizinho próximo, confronta a Rússia com muitos desafios, mas oferece várias oportunidades. O padrão de interação histórica da Rússia com a China e a Índia tem sido marcadamente diferente. As divergências sino-soviéticas conduziram a uma cisão na década de 1960 e, posteriormente, a uma verdadeira guerra fria, com um impasse militar que se prolongou por conflitos fronteiriços. Durante a era Gobachev, os confrontos terminaram e a Rússia aceitou as exigências chinesas de retração geopolítica de Moscovo e de redução das tropas. Apesar de todas as tensões e conflitos, a China e a Rússia nunca travaram uma guerra de longa escala uma contra a outra, como a guerra fria entre os EUA e a URSS. No entanto, formaram vários tipos de alianças, mas de curta duração.[112] As relações soviético-indianas mantiveram-se menos intensas. Os soviéticos encararam a independência da Índia como um golpe para o imperialismo britânico. A meio e no final da década de 1980, as relações foram tranquilas, mas mais tarde os soviéticos não censuraram a Índia pelo seu ensaio de armas nucleares em 1998. As relações negligenciadas durante a década de 1990 foram recuperadas nos anos 2000, com Moscovo a saudar a ascensão da Índia. A Rússia considera os objectivos indianos no Sul da Ásia e no Oceano Índico como um ato natural de ambição de uma grande potência em ascensão.

Os russos receiam ser marginalizados pela China, atrair o interesse do mundo

[112]China e Rússia: Historical dynamics of reciprocal poitical influrnce (Moscovo: Muravey, 2004), 520.

ocidental e perder a sua posição de ator regional e mundial.[113] Neste século, a política externa da Rússia parece ser dominada pela economia e não pelas questões tradicionais de segurança e geopolíticas. A Rússia considera as relações económicas com a China e a Índia como uma forma de integrar a sua posição na Ásia-Pacífico. Existe um quadro que visa promover o comércio bilateral entre a Índia e a Rússia para 20 mil milhões de dólares até 2020, mas mesmo este comércio bilateral ficará muito aquém do comércio russo com a China.[114] A economia em crescimento da China oferece uma série de oportunidades, mas também é um facto que a Rússia não tem experiência de viver com uma China forte, o que é preocupante para alguns peritos russos. A Rússia acolhe a Índia como uma potência mundial emergente e espera beneficiar da sua ascendência económica. A política externa russa baseia-se no princípio de "relações sem problemas", o que ajudaria a construir alianças estratégicas.

Desde finais da década de 1990, a Rússia tem vindo a promover a ideia da "RIC", uma parceria triangular com a Índia e a China.[115] Esta ideia tem sido particularmente atractiva para Moscovo porque goza de melhores relações com a China e a Índia do que estes gigantes asiáticos entre si.[116] Desde as 10 reuniões a nível ministerial realizadas no âmbito da RIC, esta tem sido mais um evento protocolar do que um verdadeiro instrumento político.

5.3 China-Índia-EUA, um triângulo estratégico

A relação triangular estratégica tem sido de grande importância. Refere-se a três potências principais que são importantes entre si, de tal modo que uma mudança na relação entre qualquer uma delas afectaria os interesses da terceira. Olhando para trás na história, a era da guerra fria foi marcada pela relação triangular entre a URSS, os EUA e a China. As relações entre estes três Estados mudaram no final dos anos 50 e nos anos 60, quando as alianças entre Moscovo e Pequim se desmoronaram. A administração norte-americana de Nixon considerou este facto como um sinal positivo para se aproximar da China. Inicialmente, Nixon desejava uma aproximação à China a fim de promover o desanuviamento com a URSS. Mas, pouco depois, a intervenção soviética no Vietname e no Afeganistão aproximou os Estados Unidos da China. Agora havia um alinhamento sino-americano para conter a Rússia. Em 1990, a era pós-Guerra Fria foi marcada por outra aliança triangular estratégica, ou

---

[113] A Rússia e o mundo 2011: An annual Forecast (Moscovo: Instituto de Economia Mundial e Relações Internacionais, 2010), 111.

[114]NikolaySurkov, Moscow and Delhi are interested in Hi-Tescpartenership, NezavisimayaGazeta, Februaryl, 2011.

[115]Das, R N. "Russia-China-India Trilateral: Calibrating a Fine Balance". Journal of China in Comparativ Perspective, 2010.

[116]N Das, R. "Russia-China-India Trilateral: Calibrating a Fine Balance". IDSA Instituto de Estudos e Análises de Defesa. 15 de novembro de 2010. Acedido a 11 de março de 2015. http://idsa.in/index.html.

seja, sino-japão-EUA.

Dos três lados do triângulo, as relações China-Índia têm vindo a melhorar desde 1988. Não obstante a preocupação crescente na Índia de que a China lucrará com a sua capacidade de se infiltrar no sector empresarial local da Índia com produtos de baixo valor comercial, as relações financeiras e as relações políticas têm vindo a desenvolver-se através de medidas de construção de certezas ao longo da periferia. Além disso, a posição imparcial da China sobre Caxemira contribuiu para a melhoria das relações entre a China e a Índia. Por outro lado, as relações da China com o Bangladesh e Myanmar foram consideradas suspeitas pelos peritos indianos. Estes aceitaram que a China procurou contrabalançar a Índia em ambas as frentes, oriental e ocidental. As relações entre a Índia e os Estados Unidos registaram mudanças notáveis. Foram criados laços políticos, financeiros e de segurança. Entretanto, os EUA reforçaram os seus laços com o Paquistão.

Nessa altura, os EUA limitaram-se a utilizar o Paquistão em seu proveito, ou seja, para conter os soviéticos na Ásia focal nos anos 70 e durante toda a década de 90, demonstrando depois o seu ódio por questões como os testes atómicos do Paquistão, a introdução do islamismo e a recusa em manter a vizinhança americana no Golfo Pérsico. Após o 11 de setembro, a disposição paquistanesa de ajuda à guerra contra o medo, liderada pelos EUA, fez progredir os laços entre os EUA e o Paquistão. Foi um agravante para os indianos.

Do outro lado do triângulo, as relações entre os EUA e a China eram instáveis desde o incidente da Praça Tiananmen em 1989. No entanto, o incidente terrorista de 11 de setembro e a proliferação nuclear norte-coreana aproximaram Washington e Pequim.

Durante toda a década de 1980-1990, o estado do triângulo EUA-China-Índia foi controlado pelos respectivos laços sino-indianos, EUA-China e indo-indianos. Mais tarde, o grande avanço, incluindo os laços EUA-Índia, a diminuição da tensão nas relações sino-indianas e as relações EUA-China, mantiveram a relação estável. Não obstante, nem os Estados Unidos nem a Índia têm estado dispostos a desfrutar do acordo chinês. Nenhuma das partes precisa de correr os perigos que uma associação feroz com a China poderia acarretar. Apesar do facto de o acordo entre a Índia e os Estados Unidos poder resultar na resposta a uma conduta chinesa vigorosa na Ásia. Tanto a Índia quanto os Estados Unidos são rápidos em aumentar seus laços vitais com a China, mas não em professar a China como seu inimigo regular.[117]

A China, a Índia e os Estados Unidos uniram-se em torno da sua rivalidade

[117]"Implicações para os Estados Unidos". In The India-China Relationship: Rivalry and Engagement, editado por Francine R. Frankel, por Harry Harding. Nova Delhi: Oxford University Press, 2004.

pelos activos vitais. As três nações estão a enfrentar o teste do "Conflito de Idade". O conflito de idade é o teste que demonstrou a fenda entre o amadurecimento dos fornecimentos de petróleo e o interesse dos jovens em todo o mundo. Este teste revela o dilema mundial e põe à prova a China, a Índia e os Estados Unidos como o maior comprador de energia. Estas três nações têm de trabalhar em conjunto para um acordo partilhado, uma vez que partilham um método de fornecimento de vitalidade comparável, que consiste em cobrir e manter o transporte de petróleo e de gás através de vias oceânicas e em avançar com a expansão dos activos de fornecimento. São compradores e comerciantes importantes, pelo que procuraram cooperar tendo em mente o objetivo final de influenciar a valorização do petróleo. A utilização da sua unidade familiar tem um efeito maior na fiabilidade do negócio mundial. No entanto, há um espaço para as três nações se sincronizarem dentro estágio universal e territorial, por exemplo, associação de colaboração de Xangai (SCO) e participação financeira da Ásia-Pacífico (APEC). Seria muito mais sensato abraçar a ajuda conjunta e partilhada com a associação das organizações emissoras de petróleo (OPEC) e a organização mundial de vitalidade (IEA).

Existem algumas razões básicas para a participação das três nações - China, Índia e Estados Unidos. Estas três nações têm uma influência imperativa para ajudar as nações litorais a manter uma rota segura, em vez de uma contribuição militar direta. Devem adotar pontos de vista básicos em relação à segurança da entrega. Uma vez que assumem uma parte ajustada na motivação do esforço conjunto respetivo e multilateral, são responsáveis por contribuir para a solidez provincial e mundial. Para além disso, é fundamental que as três nações unam as suas técnicas para ajudar a empreender em todo o mundo.[118]

5.4 China e Índia na Ásia

As relações entre a Índia e a China no distrito asiático dependem profundamente da colaboração dos seus passatempos com os Estados Unidos, da sua própria capacidade militar em desenvolvimento e da força monetária crescente, bem como da parte potencial de outros Estados asiáticos. A rivalidade entre dois titãs asiáticos é incontornável; no entanto, a sua associação na Ásia exige que se pense em vários outros elementos para além da má vontade entre eles.

5.5 Interação sobre a Ásia Central

A dinâmica estratégica criada pelo intercâmbio entre os Estados da Ásia Central e grandes potências como a China, a Índia, a Rússia e os Estados Unidos é complexa e está em constante mudança. Os esforços da Índia para se estender monetária e

---

[118]Xu, Xiaojie. "China, Índia e Estados Unidos: Competition for Petro Resources and Prospects for Cooperation". In ChinaIndia and the United State Competition for Energy Resources.ECSSR.

politicamente à Ásia Central "restaurando as ligações convencionais à sua vizinhança alargada" foram convidados pelos Estados reais da região. A Índia tem acesso a um par de instituições multilaterais aptas a encorajar a colaboração financeira e social com a região e a sua economia, geralmente privada, não tem o efeito impulsionador estatal da ação empresarial da China. A China, por sua vez, tem uma posição de destaque nas relações com a Ásia Central. Em 2008, o intercâmbio recíproco entre a China e a Ásia Central foi de mais de 18 mil milhões de euros, enquanto o intercâmbio da Índia foi de apenas 247 milhões de euros na mesma altura. A Índia ficará atrás da China enquanto não aumentar a sua base de veículos para ligar a Ásia Central e o Sul através do Paquistão.

O papel da Rússia tem sido essencial para estruturar a relação entre as forças em desenvolvimento da Ásia. Como a Rússia chama à Ásia focal o seu terraço, envolveria os seus hobbies na área da Ásia focal contra os recém-chegados da província. A forma como os asiáticos focais avaliam as suas perspectivas e adoptam opções fundamentais, juntamente com as actividades da Índia, da China e dos Estados Unidos na Ásia focal, é influenciada pela parte da Rússia.

Os passatempos da China em relação à Ásia Central estão, na sua maioria, reunidos em quatro áreas manter relações duradouras e calmas com a Rússia e os Estados da Ásia Central; afastar as ligações globais entre as qualidades separatistas em Xinjiang e as ocasiões sociais radicais islâmicas externas. O alargamento da necessidade de garantir o acesso aos recursos essenciais da Ásia Central; e, eventualmente, a abertura do seu efeito em termos fiscais e mesmo políticos para além deste território, para melhorar a posição geopolítica. Com o rápido aumento das solicitações de bens essenciais e das importações de petróleo por parte da China, a Ásia Central acabou por se tornar logicamente fundamental para a segurança dos bens essenciais. Nessa altura, a China reforçou a sua relação com a Ásia Central. Através da progressão da Organização de Cooperação de Xangai (SCO), Pequim tem esperado com sucesso desenvolver relações espectaculares e amigáveis com os seus vizinhos da Ásia Central. Durante a Cimeira da SCO de 2005, em Astana, os pioneiros da SCO aproximaram-se dos EUA para estabelecer um calendário para a retirada das capacidades militares americanas da Ásia Central.

Para a Índia, a Ásia Central é um segmento de segurança discriminante na sua relação com o Paquistão e na modificação do Afeganistão. As possíveis ameaças de eventos sociais radicais islâmicos podem igualmente sustentar a dinâmica das partes em Caxemira. Quanto à igualdade de poder entre as potências significativas na região da Ásia Central, a Índia precisa de refazer a afiliação Índia-Rússia, manter-se atenta à invasão da Ásia Central pela China, moldar uma estrutura de esforços coordenados com os Estados Unidos e abordar a sua rivalidade registada com o Paquistão.

Para investigar o negócio da vitalidade da Ásia Central, a Índia e a China reforçariam a sua participação. A China tornou-se o segundo maior cliente de petróleo do mundo desde 2004 e os recursos petrolíferos da Ásia Central levariam Pequim a reduzir a sua dependência do Médio Oriente. Após algumas rondas de ofertas incontrolavelmente centradas com associações petrolíferas ocidentais e indianas para o petróleo do Cazaquistão, a Corporação Nacional de Petróleo da China (CNPC) percebeu como assegurar um curso de ação com o governo do Cazaquistão e, em 2005, adquiriu a Petro Kazakhstan, a uma associação canadiana. No início, o Cazaquistão foi evidentemente cauteloso em permitir que uma associação chinesa esperasse ter controlo sobre os seus principais activos petrolíferos, por receio de que a China pudesse controlar os seus recursos essenciais. A longo prazo, a CNPC percebeu como apoiar o governo do Cazaquistão e adquiriu a associação.

O curso de ação não aumentou recentemente as participações da CNPC na região petrolífera do Cazaquistão, além disso, levou a China a uma posição melhor do que a de se esforçar para entrar noutras áreas petrolíferas do país e, a longo prazo, para oeste, para o Mar Cáspio, com mais objectivos topográficos de inclinação e menos riscos políticos. No momento da redação do presente relatório, a última garantia da CNPC, Mangistau Munay Gas, foi organizada numa premissa equivalente com a Kaz Munay Gas na primavera de 2009.[119]

Outra área em que a China começou a ser surpreendentemente dinâmica é a melhoria dos gasodutos que transportam gás da Ásia Central para a China: o gasoduto sino-turquemeno entrou em funcionamento em dezembro de 2009. Apesar de os custos destes empreendimentos serem, por dentro e por fora, mais elevados, a China está a tomar as suas decisões em termos políticos e não fiscais. A principal necessidade tem sido a de separar os seus cursos de acesso à imperatividade, uma vez que espera assegurar recursos essenciais no estrangeiro. O método de imperatividade da Índia na Ásia Central mantém-se discreto, destacando-se dos chineses. Em 2009, após um longo período de negociações, a ONGC-Mittal Energy (OMEL) chegou a acordo sobre um plano de jogo para o abuso conjunto da Praça Satpayev Seaward, no norte do Mar Cáspio, mas o esforço ainda precisa de ser resolvido O Turquemenistão ofereceu-se para fazer trocas de petróleo, incluindo o Irão e a Índia e com possível especulação russa.

Desde 2006, os acordos da Gazprom com o Irão para a realização de um projeto conjunto resultaram num aumento dos negócios e do comércio entre os dois países. Apesar destes vários acordos, a Índia ainda não se encontra entre os dez

[119] "CNPC e KazMunayGas adquirem 100% das acções da MangistauMunaiGas", site da CNPC, 24 de abril de 2009, <http://www.cnpc.com.cn/en/press/newsreleases/CNPC andKazMunayGasacquires100ofMangistauMunaiGasshares.htm> (18 de janeiro de 2010).

maiores produtores de petróleo e gás na Ásia Central. Terá dificuldades em encontrar um lugar nesta lista, tendo em conta o envolvimento de organizações russas e ocidentais e as participações chinesas nesta área. No que respeita ao intercâmbio, alguns produtos indianos, como o chá, os produtos farmacêuticos e os produtos químicos finos, estabeleceram uma base sólida no mercado da Ásia Central. No entanto, o governo indiano tem tido problemas em criar um domínio seguro para as empresas indianas entrarem no mercado da Ásia Central. Entretanto, a Índia tem tentado reforçar a sua rede no centro da Ásia Central e do Sul. Em 2000, Nova Deli, Moscovo e Teerão chegaram a um acordo em São Petersburgo para enviar carga útil indiana para a Rússia através de uma passagem Norte-Sul.

O stock indiano pode agora ser enviado de Bombaim ou Okha para o porto iraniano de Bandar Abbas através do Estreito de Ormuz no Golfo Pérsico. A partir daqui, os contentores são recarregados em camiões ou vagões ferroviários e expedidos para o porto iraniano de Anzali, no Mar Cáspio. A partir de Astrakhan, os camiões podem seguir para destinos europeus devido à acessibilidade de um sistema rodoviário e ferroviário criado em redor.[120]

No âmbito da narrativa da política de olhar para o Norte, o encontro com a China na Ásia Central produziu uma avaliação diversa que tende a refletir as dificuldades de articulação da estratégia de política externa num mundo globalizado de política complexa. A criação da SCO e de várias outras reflecte o facto de a China definir a Ásia. Foi dito que a organização "atribui prioridade" à segurança regional e envida todos os esforços necessários para a garantir.[121] Neste contexto, a perceção da Índia sobre a ação de Pequim na Ásia Central pode ser definida em três pontos: A China como uma ameaça à política de olhar para norte, a China como modelo e como parceiro. A atuação de Pequim na Ásia Central tem sido interpretada como uma "tentativa genuína de se aliar aos receios naturais dos seus vizinhos e de responder às suas preocupações".

A proximidade política entre os Estados da Ásia Central e a Índia leva a China a procurar uma cooperação indiana superior. Além disso, o discurso da "política de olhar para o Norte" é a sua aversão partilhada às narrativas e práticas de promoção da democracia avançadas na Ásia Central pelos actores ocidentais, pelo que a China e a Índia podem tirar mutuamente partido do seu envolvimento na Ásia Central. Deveriam harmonizar os seus esforços para alcançar uma maior influência na

---

[120]Abilov, Shamkhal. "O "Novo Grande Jogo" sobre a região do Cáspio: Russia, the USA, and China in the Same Melting Pot". Khazar Journal of Humanities and Social Sciences 15, no. 2 (2012): 29-60.
[121]Karrar, Hasan H. "Pushing Bounderies: Deepening Sino-central Asian Cooperation, 1996-2001 / 78". In The New Silk Road Diplomacy: China's Central Asian Foreign Policy since the Cold War. Vancouver: UBC Press, 2009.

região.[122]

5.6 China-Índia no Sul da Ásia

Todas as nações asiáticas tentaram impulsionar o seu próprio entusiasmo para reagir às forças provinciais em ascensão da China e da Índia. Desde a autonomia, a Índia tem-se deleitado com o estatuto de potência transcendente na região até à ascensão financeira da China. A China tem sido um estabilizador do impacto indiano na região. O Oceano Índico é o objeto de disputa entre a Índia e a China na região do sul da Ásia. Nesta situação, os principais objectivos dos Estados Unidos alinham-se com a Índia. O Paquistão tem sido o país mais influenciado pelos laços recíprocos entre a China e a Índia após a sua ascensão financeira. O Paquistão tem visto o perigo mais proeminente da ascensão monetária da Índia enquanto procura circunstâncias da ascensão da China. O executivo chinês declarou, aquando da sua visita a Islamabad, uma ajuda de 410 milhões de dólares para as vítimas do surto de 2010. [123]Sendo hábil, o Afeganistão construiu a sua ligação remota. O Afeganistão continuou a ser o palco da discórdia entre o Paquistão e a Índia. O Nepal, as Maldivas e os restantes Estados têm mantido a sua associação com a Índia e a China em ascensão no distrito, sob a sombra dos laços sino-indianos com os Estados Unidos. Tanto o Paquistão como o Sri Lanka têm desejado diminuir a sua dependência dos Estados Unidos. Por outro lado, o Bangladesh está a esforçar-se contra a sua dependência da Índia e a utilizar a ascensão da China e dos Estados Unidos por esta razão. O Butão e as Maldivas são considerados Estados delicados e pobres e não têm dúvidas em manter relações externas tranquilas com a Índia e a China em ascensão.

O desenvolvimento financeiro da Índia acelerou-se desde o fim da guerra fria no ambiente pós-guerra fria. A atividade dos Estados Unidos no sentido de utilizar a Índia para contrabalançar a China não provocou uma polarização das relações sino-indianas. Talvez os dois lados tenham melhorado incessantemente os seus laços em paralelo com o aquecimento das relações entre os EUA e a Índia. Em 2005, o primeiro-ministro chinês proclamou que as relações sino-indianas adquiriram agora um carácter mundial e fundamental.[124]

O Paquistão e a Índia continuarão a ser os dois principais motores da política

[122]Kavalski, Emilian. "Um Elefante numa Loja da China: India;s Search for Pragmatic Relations with China in Central Asia". In India and Central Asia the Mythmaking and International Relations of a Rising Power [Índia e Ásia Central, a Criação de Mitos e as Relações Internacionais de uma Potência em Ascensão]. London: Tauris Academic Studies ;, 2010.

[123] "foreign economic assistance, status report on commitments and disbursements, july 2009-june 2010", governo do Paquistão, divisão de assuntos económicos.

[124]Miller, Alice Lyman e Richard Wich. "Entering the New Century. "In Becoming Asia Change and Continuity in Asian International Relations since World War II. Stanford, Califórnia: Stanford University Press, 2011.

externa dos Estados Unidos para o Sul da Ásia. Num contexto mais vasto, a decisão do governo dos EUA de se inclinar para a Índia no contexto de questões mais vastas relativas tanto à Ásia Meridional como à Ásia Oriental tem dado provas da sua sensatez. O mesmo acontece com o compromisso assumido em relação à China.

A SAARC é uma associação local que tem por objetivo promover o bem-estar dos grupos populacionais do Sul da Ásia, reforçar a confiança agregada, promover o esforço conjunto dinâmico e a ajuda comum em diferentes domínios e associar-se a associações universais e provinciais. A SAARC é composta pelos seguintes países:

I. Índia
II. Nepal
III. Sri Lanka
IV. Bangladesh
V. Butão
VI. Maldivas
VII. Afeganistão
VIII. Paquistão

A China tem sido um espetador na SAARC desde 2006 e está empenhada em tentar obter uma participação plena. A China e a Índia propõem objectivos normais para a SAARC, ou seja, a expansão da reconciliação territorial, através de associações-quadro e de laços financeiros alargados. Tanto a Índia como a China devem, na altura prevista, estar no centro deste processo de mistura provincial. A combinação monetária entre a China e a SAARC impulsionará o progresso financeiro das nações do Sul da Ásia. Bangladesh, Índia, Nepal, Paquistão e Sri Lanka aderiram ao Banco Asiático de Infraestrutura de Investimento da China, que é considerado uma fonte notável de financiamento para empreendimentos de fundação da Rota da Seda. Apesar do fato de que a Índia marcou para o AIIB, ela permanece atenta para comprar totalmente a visão da Rota da Seda da China. Em meio à viagem do presidente Xi Jinping pela Ásia Central e do Sul em setembro, a Índia foi uma isenção do padrão geral de nações que relatam com entusiasmo seu objetivo de participar da atividade.[125]

A 18ª Cimeira da SAARC terminou a 26 de novembro em Katmandu, capital do Nepal. Os responsáveis oficiais das oito nações do Sul da Ásia encorajaram a paz local, a colaboração e o progresso. Liu Zhenmin, Vice-Ministro dos Negócios Estrangeiros da China, falando à China na 18ª Cimeira da SAARC, garantiu o apoio e a colaboração da China para a SAARC. Liu Zhenmin afirmou que "a China está disposta a reforçar a colaboração monetária com a região da SAARC. A China

[125]Tiezzi, Shannon. "China faz incursões no quintal da Índia". The Diplomat, 2 de novembro de 2014

desenvolveu a sua participação no domínio do intercâmbio, do empreendimento e da horticultura na SAARC desde que se tornou observadora em 2006. A China reservou 550 000 dólares para o Fundo de Desenvolvimento da SAARC. A China imaginou oficialmente o Fórum SAARC-China para reforçar os laços". O conselheiro paquistanês para os Negócios Estrangeiros, Sartaj Aziz, enquanto participava numa reunião de imprensa em Katmandu, afirmou que o Paquistão precisa de ver a China como um indivíduo perpétuo da SAARC e que apoia igualmente o estatuto de espetador para a Turquia.

A China tem tentado alguns esforços para aliviar as preocupações da Índia sobre a sua ascensão e o impacto do desenvolvimento no local. Além disso, Xi ofereceu o apoio da China à oferta da Índia de se tornar um indivíduo da Organização de Cooperação de Xangai (SCO) e pediu a Modi que respondesse à moção patrocinando o esforço de Pequim para entrar na SAARC. A China imaginou alguns empreendimentos de colaboração vantajosos para a região, por exemplo, a recuperação da antiga Rota da Seda, o Corredor Económico Paquistão-China, a Rota Marítima da Seda, a Cintura Económica da Rota da Seda, o Banco Asiático de Investimento em Infra-estruturas, que poderiam trazer vantagens para todas as nações da SAARC, incluindo a Índia e o Paquistão.[126]

5.7 China-Índia no Sudeste Asiático

A ligação entre a China e a Índia pode ser melhor descrita como uma colaboração a nível mundial para resistir à contenção geoestratégica a nível local, de modo a promover a paz e a segurança territoriais. A estratégia da Índia de olhar para leste foi transferida para o arranjo de agir para leste. O Primeiro-Ministro indiano, Narendra Modi, pronunciou-se no sentido de reforçar a associação da Índia com o Sudeste e o Leste Asiático. Com a proximidade da terra, as ligações sociais e as aspirações pós-fronteiras, a Índia é vista como uma potência favorável pela maioria das nações do Sudeste Asiático.[127]

Através da Associação das Nações do Sudeste Asiático (ASEAN), os Estados do Sul da Ásia têm vindo a desenvolver os seus interesses nacionais e a apoiar a autonomia regional. A fim de explorar oportunidades económicas, os Estados da ASEAN encararam de forma positiva a ascensão da China e da Índia.

A partir da década de 1990, a China e a Índia foram os principais países que

[126]Arif, Mohammad. "A adesão plena da China à SAARC trará benefícios para todo o Sul da Ásia". NIHAO-SALAM Instituto Paquistão-Chian que promove o Corredor Económico China-Paquistão. 28 de novembro de 2014. Acedido em 15 de março de 2015.
[127]Roy Chaudhury, Dipanjan. "PM NarendraModi busca um envolvimento mais profundo e amplo com o Sudeste Asiático." Os tempos econômicos. 10 de novembro de 2014. Acedido em 15 de março de 2015.

voltaram a ser actores monetários importantes no Sudeste Asiático após a sua liberalização financeira. Os Estados do Sudeste Asiático consideraram a China como o motor fundamental do desenvolvimento financeiro da província. Consideraram a Índia como uma verdadeira potência livre. A colaboração tardia entre os Estados da ASEAN e a Índia serviu para reforçar a impressão da ascensão da Índia em termos agregados positivos. Os Estados da ASEAN aceitaram que a Índia tomasse o partido da ASEAN no seu conflito de autossuficiência local. As elevadas taxas de desenvolvimento tornaram os Estados da ASEAN, a China e a Índia igualmente atractivos. Em 2002, a China acordou com os Estados da ASEAN uma estrutura com a expetativa de um intercâmbio complementar conhecido como China-ASEAN unhindered commerce understanding (CAFTA). Mais tarde, a Índia consentiu igualmente num acordo de comércio livre com os Estados da ASEAN. Desde o século XX, a China e a Índia têm consentido numa série de acordos com os Estados da ASEAN. O resumo do registo de cimeiras no meio da China e da ASEAN é o seguinte

^ Bandar Seri Begawan 9/10/2013, Declaração do Presidente da décima sexta Cimeira ASEAN-China.

^ Singapura, 20/11/2007, Declaração do Presidente da Décima Primeira Cimeira ASEAN-China.

^ China 30/10/2006, Declaração Conjunta da Cimeira Comemorativa ASEAN-China, Towards an Enhanced ASEAN-China Strategic Partnership.

^ Malásia 12/12/2005, Declaração do Presidente da Nona Cimeira ASEAN-China.

^ Vientiane 29/11/2004, Declaração do Presidente da 8ª Cimeira ASEAN +China.

Outro facto digno de menção foi a Declaração Conjunta dos Chefes de Estado/Governo da Associação das Nações do Sudeste Asiático e da República Popular da China sobre a Parceria Estratégica para a Paz e a Prosperidade. O resumo do relatório da cimeira é o seguinte

^ 10/10/2013, Declaração do Presidente da décima primeira Cimeira ASEAN-Índia.

^ 21/11/2007, Declaração do Presidente da Sexta Cimeira ASEAN-Índia.

^ 13/12/2005, Declaração do Presidente da Quarta Cimeira ASEAN-Índia.

^ 30/11/2004, Declaração do Presidente da terceira Cimeira ASEAN + Índia, Vientiane.

^ Phnom Penh 11/05/2002, Declaração Conjunta da Primeira Cimeira

ASEAN-Índia .[128]

A China, a Índia e a ASEAN dedicam-se, em grande parte, a evitar hegemonias na Ásia, pouco importando se estas são internas ou criadas à distância. Estas uniões de interesses-chave na primeira década dos novos mil anos antecipam bem a participação trilateral em numerosos territórios, incluindo as medidas políticas, financeiras e de segurança. Há grandes indícios de que essa colaboração já começou. É certo que os pioneiros chineses e indianos fizeram esforços deliberados não só para alargar e desenvolver a sua cooperação monetária para além das questões políticas, mas também para procurar novas vias de participação potencial na Ásia e noutros locais. Nesta linha, uma ênfase mais proeminente no reforço das ligações é evidente na participação financeira e no intercâmbio. Para além da concorrência sino-indiana em Myanmar, no Vietname e noutras nações da ASEAN, no meio do reconhecimento mais claro dos passatempos partilhados no Sudeste Asiático, existe um grau para relações muito superiores e responsabilidades benéficas entre a China, a Índia e a ASEAN.[129]

5.8 Limitações do empenhamento construtivo/Desafios

Existem alguns factores que impedem a Índia e a China de estabelecerem uma parceria estreita, nomeadamente

^ Apesar de vários acordos e conversações especiais sobre a questão das fronteiras, parece não ter havido qualquer progresso substancial ou avanço significativo.[130] Além disso, o destacamento militar indiano ao longo da ALC em 2009 causou um impasse na resolução da questão da fronteira sino-indiana.[131]

^ O défice de confiança decorrente da mentalidade da guerra fria perturbou o desenvolvimento da parceria estratégica sino-indiana

^ A suspeita e o elemento de dúvida são inevitáveis para as potências emergentes dos países vizinhos.

^ Hipocrisia sórdida da concorrência bilateral sino-indiana por parte dos ocidentais

^ a discrepância do comércio bilateral, juntamente com os processos de censura anti-dumping e anti-subvenções instaurados entre si, esmagaram a saúde dos laços bilaterais efectivos entre a China e a Índia

^ Na sequência da relação adversária alargada da Índia com as repúblicas

[128]"Índia". Associação das Nações do Sudeste. http://www.asean.Org/asean/external-relations#.

[129]Zhao, Hong. "Índia e China: rivais ou parceiros no Sudeste Asiático?". Contemporary Southeast Asia: A Journal of International and Strategic Affairs 29, no. 1 (2007): 121-142.

[130] As conversações sobre a fronteira sino-indiana requerem uma paciência prolongada: Peritos chineses", chin News, 7 de agosto de 2009.

[131] Wang Qian, "Indian Enhances Military Deployment in southern Tibet: Political intentions and strategy towards China" , Global online, 26 de julho de 2009.

populares da China, tudo o que apoie o bem-estar da China na sua vizinhança imediata ou aumente o controlo chinês preocupa a Índia e vice-versa. Ao mesmo tempo que procura um compromisso económico e político com a Índia, a China tem seguido a política de envolvimento estratégico da Índia, formando um círculo de alianças estratégicas regionais com os seus vizinhos. Isto implica o estabelecimento de relações com o Paquistão como contrapeso à Índia, a utilização de Myanmar como observatório e base estratégica e a conquista de uma posição nos outros vizinhos da Índia, ou seja, o Nepal, o Sri Lanka e o Bangladesh.[132]

^ A socialização e a reconciliação da República Popular da China e da República da Índia no seu estabelecimento bilateral e multifacetado não satisfizeram as suas aspirações e nem sequer diminuíram a pressão entre elas. Ambos tentam avançar com planos multilaterais que rejeitam ou minimizam o outro. As restrições das administrações-chave multilaterais/provinciais aumentaram a pressão das relações bilaterais sino-indianas.

^ A estratégia da Índia de olhar para leste tem sugestões para o desenvolvimento da contribuição da China no local. A China tem estado genuinamente preocupada com os objectivos vitais do acordo da Índia para olhar para leste.

^ A colaboração vital da Índia com os Estados Unidos provocou uma vulnerabilidade fundamental e uma atenção geopolítica em relação à China.[133] No entanto, os elementos das relações sino-paquistanesas têm vindo a alimentar as relações furiosas entre a China e a Índia.

^ O encontro geopolítico sino-indiano no sul da Ásia mais A natureza do litígio e o nível de insegurança que as relações bilaterais sino-indianas implicam são muito importantes para o cálculo da segurança regional. As disputas territoriais continuam a ser a principal preocupação dos decisores políticos chineses e indianos. Depois do Tibete, a Birmânia e o Oceano Índico (OI) têm sido fontes de tensão entre a Índia e a China.

^ A rivalidade sino-indiana no Oceano Índico está também a estender-se ao Oceano Pacífico. Estão também empenhados na transferência de tecnologias e armamento sofisticados, de modo a atrair os Estados ricos em recursos para estabelecerem com eles relações de aliança política e estratégica a longo prazo. À medida que se esforçam por vencer a sua influência nas águas asiáticas, as frotas chinesa e indiana poderão um

---

[132] B. Challaney, "the dragon's chicanery behind the smile", the pioneer (Nova Deli), 23 de outubro de 1996, 5; T . Mapes, " Nervousneighbours," FEER, 12 de dezembro de 1996, 16-17 .

[133] Time Beal, " using India to keep China at Bay", Foreign policy in focus, 12 de dezembro de 2006.

dia manobrar uma contra a outra nos oceanos Índico e Pacífico. Os chineses consideram o Estreito de Malaca e os indianos o Estreito de Ormuz como o seu calcanhar de Aquiles. Se não forem cuidadosamente geridas, estas rotas marítimas, vitais para o seu aprovisionamento energético, poderão ser o cenário de um futuro confronto entre a China e a Índia.[134]

^ A importância da localização geoestratégica da Birmânia para o crescimento económico da China foi reconhecida pela primeira vez pelo antigo vice-ministro das comunicações Pan Qi em 1985. Nas últimas duas décadas, a China desenvolveu interesses económicos substanciais na Birmânia e investiu milhares de milhões para reforçar os seus laços comerciais com este país. A China procura reforçar a sua segurança energética através da construção de oleodutos e gasodutos entre a Birmânia e Yunnan, o que lhe permitirá reduzir a sua dependência do Estreito de Malaca, o principal ponto de estrangulamento marítimo na Ásia, que liga os oceanos Índico e Pacífico. Este facto coloca a Birmânia numa posição estática como fonte de energia e como rota de transbordo para a China.[135]

^ A política da Índia para a Birmânia é motivada por preocupações geoestratégicas de combate aos insurgentes do nordeste e de afastamento da Birmânia da China, bem como por imperativos geoeconómicos de exploração do comércio e dos investimentos. No entanto, a China conseguiu obter um maior número de contratos com a Birmânia do que a Índia, o que tem sido um fator de irritação nas relações bilaterais entre a China e a Índia na região. O abandono da tradicional neutralidade da Birmânia arrastou o país para a rivalidade sino-indiana e provocou fortes divergências com a ASEAN. Considerando a Birmânia como um ator regional fundamental, uma Birmânia não alinhada, democrática, unida e neutra será um fator de estabilização na Ásia.

---

[134] D. Blair, "India targeting China's oil supplies", Telegraph, 14 de setembro de 2008, 10.

[135]Malik, Mohan. "Burma: Fulcrum of Rivalry". In China and India Greta Power Rivals. VinodVasishtha para Viva Books Private Limited, 2012.

CONCLUSÃO

No decurso de um processo dinâmico de arranque económico, tanto a China como a Índia estão a tomar medidas activas para estabelecer e modernizar os seus regimes de concorrência como uma instituição importante para apoiar o desenvolvimento nacional. Embora os dois gigantes em desenvolvimento partilhem, em alguns aspectos, preocupações comuns e enfrentem desafios semelhantes, as diferentes condições políticas, jurídicas e de mercado parecem refletir mais disparidades nas suas trajectórias de rutura, que constituirão experiências valiosas para o mundo. A nível internacional, o último testemunho de competitividade internacional do debate económico mundial classifica a República Popular da China e a Índia em 49º e 50º lugares, respetivamente.

Esta realidade não só irá lançar mais luz sobre a concorrência económica entre os dois gigantes, como também aumentará a importância de aprenderem um com o outro. Assim, um artigo recente publicado numa revista influente na China sobre um estudo proporcional dos mercados de capitais da República da Índia e da República Popular da China concluía com um apelo para que a China aprendesse com a Índia, para além dos países desenvolvidos, a sua experiência para desenvolver um mercado mais aberto e avançado.[136]

A China e a Índia são os novos gigantes económicos. Ambas registaram um crescimento e um progresso excepcionais no que diz respeito ao investimento estrangeiro. Ambos sobreviveram à crise financeira mundial de 2008-2009 em muito melhor forma do que a maioria dos seus concorrentes do mundo desenvolvido. Com efeito, os esforços de ambos os países para reformar o seu direito das sociedades e dos valores mobiliários, a fim de atrair investidores estrangeiros e nacionais e desenvolver os mercados bolsistas, têm sido notícia de primeira página.

Como observa a UNCTAD 2005, dada "a dimensão substancial das economias chinesa e indiana e os seus exemplos particulares de interesse, as alterações no nível, na estrutura e no interesse das duas nações terão tendência a ter um efeito muito maior na síntese do câmbio mundial do que as da República da Coreia e do Japão no contexto da escalada financeira. A República Popular da China e a Índia, com um desenvolvimento rápido e expectativas crescentes de conforto quotidiano, desempenharão certamente um papel predominante na transformação da incorporação financeira na Ásia. A China e a Índia partilham algumas semelhanças significativas que abrirão caminho à cooperação bilateral em matéria de recursos

[136]Shu Mei, "The capital market of China should learn from India", Southern Weekend, 2 de março de 2006, p. C23.

energéticos. As semelhanças que partilham incluem

^ Uma preocupação recém-nascida com as questões internacionais de segurança energética

^ População e crescimento económico

^ O carvão é o principal recurso energético nacional

^ Aumento da procura de hidrocarbonetos

^ Concentração em novas oportunidades de upstream a leste do Suez e em África

O envolvimento da Índia e da China no Extremo Oriente russo é percetível, embora as suas empresas também estejam interessadas na Ásia Central e ambas participem na produção de petróleo em África. No projeto verde desenvolvido na Europa Oriental, as empresas da China e da Índia também estão envolvidas em todos os novos projectos Greenfield.

A política energética ligará a China e a Índia mais estreitamente do que nunca aos mundos árabe e persa. Tendo em conta as perspectivas das relações entre a China e a Índia para os próximos anos, existem cinco cenários possíveis, que são os seguintes

6.1 Cenário I: derrubar o equilíbrio de poderes

O aumento do fosso de poder entre a China e a Índia, a assimetria de poder e o facto de a Índia derrubar o equilíbrio de poder existente poderão causar um conflito sino-indiano no futuro. De acordo com a teoria da transição de poder, o que é essencial para evitar o conflito é a acomodação. Se a acomodação falhar, a possibilidade de confronto não pode ser excluída.

6.2 Cenário II: Atitude submissa da Índia em relação à China

Devido à desigualdade da equação estratégica entre a Índia e a China, a Índia capitulará e aceitará a China como seu irmão mais velho. A sua extensão emocional está, por conseguinte, a ter um impacto capaz no que resta do mundo. (A China é regularmente combinada com a Índia em tais conversações, mas o PIB da Índia não chega a ser uma grande parte do da China. A estimativa da evolução anual do câmbio da China ultrapassa a estimativa anual agregada do câmbio da Índia. A China dominará o seu vizinho asiático durante muito tempo.[137] De acordo com este cenário, a Índia acomodar-se-á a um crescimento exponencial do poder da China e aceitará a supremacia chinesa na região. Este ato da Índia levaria a China a mostrar nobreza na resolução da disputa territorial com o seu antigo rival que se tornou parceiro.

[137]Burgsten, C.fred. "A Partnership of Equals" [Uma Parceria de Iguais]. *Foreign Affairs,* 2008.

6.3 Cenário III: Guerra fria sino-indiana

De acordo com o analista chinês Dai Bing, "num futuro previsível, embora uma guerra fria entre os dois países seja cada vez mais provável, uma guerra quente está fora de questão".[138] A luta da Índia para emergir como potência independente e os laços mais estreitos com os países asiáticos e da Ásia Oriental sugerem uma tensão futura entre a Índia e a China, que aspiram a uma preeminência regional e global. Esta tensão entre estes dois gigantes asiáticos arrastaria toda a Ásia e talvez outras regiões também pudessem ser divididas em algo que poderia assemelhar-se a uma guerra fria asiática.

6.4 Cenário IV: concorrentes e parceiros

Neste cenário, as relações entre a Índia e a China caraterizar-se-iam pela concorrência em matéria de segurança e pela cooperação económica. Os compromissos eco-políticos e o equilíbrio militar seriam os principais elementos constitutivos da política da China e da Índia em relação uma à outra.

6.5 Cenário avançado V:

O facto de a China e a Índia evitarem a contenção mútua, o mercantilismo e o jogo de poder de soma zero abre perspectivas de parceria cooperativa na reforma de instituições multilaterais antigas e na formação de instituições multilaterais novas e eficazes. A sua força combinada forçaria uma mudança nas regras do empenhamento global e regional de uma forma que beneficiaria os dois países e o mundo em desenvolvimento. A longo prazo, as investidas da China no Oceano Índico e da Índia no Oceano Pacífico criarão vulnerabilidades mútuas que poderão eventualmente levar ambos a empenharem-se na cooperação marítima. A criação de uma arquitetura marítima aberta e inclusiva, em que todos trabalhem em conjunto para manter as rotas marítimas seguras e protegidas, ajudará a moderar ou atenuar o dilema da segurança. A China procura a cooperação e os interesses mútuos e está preparada para lançar uma concorrência saudável com a Índia em termos de oportunidades iminentes na região, participando no mecanismo ASEAN plus de comércio livre e desenvolvimento. [139] O governo chinês tem vindo a promover uma relação bilateral saudável entre a Índia e o Paquistão, a fim de promover a paz e a estabilidade regionais. A deterioração das relações bilaterais entre a Índia e o Paquistão tem limitado a sua luta para emergir a nível regional. A melhoria das relações entre a Índia e o Paquistão beneficiará a China e dar-lhe-á mais espaço de manobra no domínio

[138] Dai Bing, "A Índia está a construir uma barreira de segurança contra a China", China.org.cn, 8 de fevereiro de 2010

[139] Kang Sheng, "India;s Eastward to ASEAN: implications for China", jornal do Yunnan Government College, número 8, Kunming, 2006.

da diplomacia e da segurança, tendo em conta o interesse da China em manter um ambiente periférico estabilizado.[140] A China e a Índia, talvez concorrentes a longo prazo, se não mesmo permanentes, as suas aspirações parecem ser controláveis. Ambos os Estados precisam de não recorrer ao uso da força para neutralizar as aspirações um do outro.

Se a Índia e a China unirem esforços em matéria de segurança e de acordos económicos, será possível alcançar uma paz duradoura na região. Os laços económicos entre a China e a Índia constituiriam a base de uma relação melhorada, que superaria as fricções políticas. Com os factores económicos a sobreporem-se às preocupações de segurança, a crescente participação bilateral em fóruns multilaterais proporcionaria um modelo diferente para a resolução dos seus litígios, a fim de reduzir o défice de confiança entre os dois Estados. No entanto, o resultado a longo prazo poderia ser um condomínio entre a China e a Índia, tendo em conta a necessidade de se concentrarem na fiabilidade social e política, no desenvolvimento financeiro sólido e na convicção de que tudo está bem, para que ambos os Estados possam concentrar-se na compreensão do seu potencial e evitar os perigos da estagnação ou do declínio.

6.6 Recomendações

A questão marginal tem limitado o limite para impedir a China e a Índia de se coordenarem em territórios deliberadamente indispensáveis. Atualmente, ambas as nações têm uma necessidade crítica de um ambiente estável para garantir o seu avanço monetário doméstico. Com um objetivo final específico de manter a paz do distrito com a força crescente da China e da Índia, ambas as nações deveriam refletir sobre as recomendações propostas:

^ Seguindo o princípio da acomodação mútua e das concessões recíprocas, a China e a Índia devem adotar abordagens políticas pragmáticas, flexíveis e decisivas em relação ao conflito fronteiriço.

^ Pôr termo ao clima de défice de confiança e de incompreensão através da adoção de medidas de reforço da confiança.

^ Ambos os países devem aumentar o nível de transparência e de previsibilidade das suas políticas regionais estratégicas, em especial no que respeita à Ásia do Sul.

^ Proceder à colaboração e coordenação em ameaças não tradicionais à segurança.

^ Funcionamento no âmbito de uma abordagem não conflitual para

[140] Zhang Li, To manage conflict in south Asia: China's Stakes, Perceptions and inputs, Suécia: Institute for security and development policy (ISDP), outubro de 2009, pp. 65-75.

promover a paz e a estabilidade regionais.

^ Ser complacente com o poder crescente de cada um na região.

^ Gestão eficaz da alteração do equilíbrio de poderes na região.

^ Gerir eficazmente o fator Paquistão e EUA para promover relações bilaterais saudáveis.

^ Reconhecimento de interesses comuns e promoção das relações comerciais bilaterais para a emergência de potências económicas regionais.

Bibligrafia

Livros

Acharya, Alka. China & India: Politics of Incremental Engagement. Har Anand Publications, 2008.

Acharya, Alka. China & India: Politics of Incremental Engagement. Har Anand Publications, 2008.

Athwal, Amardeep. China-India Relations: Contemporary Dynamics. Vol. 3. Routledge, 2007.

Banerjee, Dipankar, e Jabin T. Jacob. "India-China Relations in the 21st Century: Seeking Confidence and Convergence". Em Military Confidence-building and India-China Relations: Fighting Distrust". 1.ª ed. Pentagon Press, 2013.

China e Rússia: Dinâmica histórica da influência política recíproca. Moscovo: Muravey, 2004.

D. Blair, "India targeting china's oil supplies", Telegraph, 14 de setembro de 2008, 10.

Deepak, B R. "India-china Relations: An Overview. " em India china relations, 03.S.B.Nangia, 2001.

Frankel, Francine R. "India and China: Border Issues, Domestic Integration and International Security" [Questões de Fronteira, Integração Interna e Segurança Internacional]. In The India-China Relationship: Rivalry and Engagement [A Relação Índia-China: Rivalidade e Engajamento]. Nova Délhi: Oxford University Press, 2004.

Frankel, Francine R. "Legacies of History in Ndia-china Relations" [Legados da História nas Relações Índia-China]. In The India- China Relationship: Rivalry and Engagement [A Relação Índia-China: Rivalidade e Envolvimento]. Nova Delhi:

Oxford University Press, 2004.

Frankel, Francine R. "Quiet Competition and Future of Sino-indian Relations" [Competição Silenciosa e Futuro das Relações Sino-indianas]. In The India-China Relationship: Rivalry and Engagement, editado por Harry Harding. Nova Deli: Oxford University Press, 2004.

Girilal Jain, Panchsheel and After: A Reapprisal of Sino-Indian Relations in the Context of Tibetan Insurrection. Bombay: Asia Publishing House, 1960; Frank Moraes, The Revolt in Tibet. Kolkta: Srishti Publications, 1998.

Implicações para os Estados Unidos. In The India-China Relationship: Rivalry and Engagement, editado por Francine R. Frankel, por Harry Harding. Nova Delhi: Oxford University Press, 2004.

Jha, Pankaj. Índia e China no Sudeste Asiático: Competition or Cooperation? Nova Deli: Manas Publications, 2013.

Karrar, Hasan H. "Pushing Bounderies: Deepening Sino-central Asian Cooperation, 1996-2001 / 78". In The New Silk Road Diplomacy: China's Central Asian Foreign Policy since the Cold War. Vancouver: UBC Press, 2009.

Kavalski, Emilian. "An Elephant in a China Shop: India;s Search for Pragmatic Relations with China in Central Asia". In India and Central Asia the Mythmaking and International Relations of a Rising Power [Índia e Ásia Central, a Criação de Mitos e as Relações Internacionais de uma Potência em Ascensão]. London: Tauris Academic Studies ;, 2010.

Lam, PengEr. The rise of china and India a New Asian Drama. Singapura: World Scientific, 2009.

Liu, Xinru. Ancient India and Ancient China: Trade and Religious Exchanges, AD 1-600. Delhi: Oxford University Press, 1988.

Malik, Mohan. "Burma: Fulcrum of Rivalry". In China and India Greta Power Rivals. VinodVasishtha para Viva Books Private Limited, 2012.

Miller, Alice Lyman e Richard Wich. "Entering the New Century. "In Becoming Asia Change and Continuity in Asian International Relations since World War II. Stanford, Califórnia: Stanford University Press, 2011.

Sidhu, Waheguru Pal Singh, e Jing Dong Yuan. China and India: Cooperation or Conflict? Boulder, Colorado: Lynne Rienner Publishers, 2003.

Sornarajah, M. "Implications of Sino-indian Economic Cooperation. "In China,

India and the International Economic Order. Cambridge: Cambridge University Press, 2010.

Revistas

Abilov, Shamkhal. "O "Novo Grande Jogo" sobre a região do Cáspio: Russia, the USA, and China in the Same Melting Pot". Khazar Journal of Humanities and Social Sciences 15, n.º 2 (2012).

Acharya, Alka. "Relações Índia-China: Towards a'Shared Vision'". Economic and Political weekly (2008): 10-13.

Acordo com troca de notas sobre comércio e relações entre a região do Tibete da China e a Índia, assinado em Pequim, em 29 de abril de 1954 (Nações Unidas, Série dos Tratados, volume 299, 1958), 57-81.

Altenburg, Tilman, Hubert Schmitz e Andreas Stamm. "Breakthrough? China's and India's transition from production to innovation". World development 36, no. 2 (2008): 325-344.

Arif, Sheikh Mohd. "A History of Sino-Indian Relations: From Conflict to Cooperation. "Academic Research Journals.International Journal of Political Science (2013).

Arif, Sheikh Mohd. "A History of Sino-Indian Relations: From Conflict to Cooperation. "Academic Research Journals.International Journal of Political Science (2013).

Astarita, Claudia. "China-India Relations in the Twenty-First Century: Decoding Border Disputes with Critical Junctures". Journal of International Affairs.

B. Challaney, "the dragon's chicanery behind the smile", the pioneer (Nova Deli), 23 de outubro de 1996, 5; T . Mapes, "Nervousneighbours", FEER, 12 de dezembro de 1996.

Burgsten, C.fred. "A Partnership of Equals" [Uma Parceria de Iguais]. Foreign Affairs, 2008.

Christopher F. Gelpi e Joseph M. Grieco, "Democracy, Interdependence, And The Sources of The Liberal Peace", Journal of Peace Research, Vol. 45, No. 1, 2008: 17-36.

Dai Bing, "India building a security barrier against china", china.org.cn, 8 de fevereiro de 2010.

Dale C. Copeland, "Economic Interdependence and War: A Theory of Trade Expectations", International Security, Vol. 20, No.4, primavera de 1996.

Das, R N. "Russia-China-India Trilateral: Calibrating a Fine Balance". Journal of China in Comparativ Perspective, 2010.

Erik Gartzke e Quan Li, "Measure For Measure: Concept Operationalization And The Trade Interdependence-Conflict Debate", Journal of Peace Research, Vol. 40, No. 5, 2003: 553-71.

Freeman, Charles W. Green Dragons: The Politics of Climate Change in Asia: a Report of the CSIS Asian Regionalism Initiative [A Política das Mudanças Climáticas na Ásia: Relatório da Iniciativa de Regionalismo Asiático do CSIS]. Editado por Michael J. Green e Amy E. Searight. CSIS, 2010.

Ganguly, Sumit. "India and China: border issues, domestic integration, and international security" [Índia e China: questões fronteiriças, integração interna e segurança internacional]. The India-China Relationship: What the United States Needs to Know (2004): 103-133

Garver, John W. "The security dilemma in Sino-Indian relations" [O dilema da segurança nas relações sino-indianas]. India Review 1, no. 4 (2002): 1-38.

Harry G. Broadman, "India and China go to Africa: New Deals in the Developing World", Foreign Affairs, Vol. 87, No. 2, março-abril de 2008.

Herd, Richard, e Sean Dougherty. "Growth prospects in China and India compared." The European Journal of Comparative Economics 4, n.º 1 (2007): 6589.

Índia e China: Prospects and Challenges. Revista Internacional de Investigação em Ciências Sociais Vol. 2(8), 48-54, agosto (2013).

Previsão da IPCS: A China em 2015. Instituto de Estudos da Paz e dos Conflitos. Acedido em 10 de janeiro de 2015.

J.K. Baral (2012): Conflict and Cooperation in India-China Relations, Journal of Defence Studies, Vol-6, Issue-2.

John R. O, e Bruce Russett, "Assessing The Liberal Peace With Alternative Specifications: Trade Still Reduces Conflict", Journal of Peace Research, Vol. 36, No. 4, 1999: 423-42.

Kang Sheng, "India;s Eastward to ASEAN: implications for China", jornal do Yunnan Government College, número 8, Kunming, 2006.

Katherine Barbieri e Gerald Schneider, "Globalization And Peace: Assessing New Diretions In The Study Of Trade And Conflict", Journal of Peace Research, Vol.36, No.4, 1999: 387-404.

Katherine Barbieri, "Economic Interdependence: A Path To Peace Or A Source Of Interstate Conflict?", Journal of Peace Research, Vol. 33, No.1, 1996: 29-49.

Likely Sino-Indian FTA Conducive to Nation, China Business Weekly, Pequim, 12 de abril de 2004, p.1.

Liming, Huang. "Um estudo da cooperação China-Índia no domínio das energias renováveis". Renewable and Sustainable Energy Reviews 11, no. 8 (2007): 1739-1757.

M. K. Venu, "Strategic cooperation defines our ties", entrevista com o embaixador chinês Sun Yuxi, The Economic Times (Nova Deli), 22 de setembro de 2005, p. 10.

Malik, J. Mohan. "China-India Relations in the Post-Soviet Era: The Continuing Rivalry". The China Quarterly 142 (1995): 317-355.

Mansingh, Surjit. "India-China relations in the post-Cold War era". Asian Survey (1994): 285-300.

Narayanan, Raviprasad. "A Política Externa da Índia em relação à China: The NDA Experience". Harvard Asia Quarterly 7 (2003): 29-34.

Parikshit K Basu, (2007) "Critical evaluation of growth strategies: India and China", International Journal of Social Economics, vol. 34 Iss: 9.

Philippe Martin, e et. al, "Make Trade Not War?", Review of Economic Studies, Vol. 75, No. 3, 2008: 865-900.

Pillania, Rajesh K. "Indo-China Trade: Trends, Composition And Future" [Comércio Indo-China: Tendências, Composição e Futuro]. Jornal de Ciências Económicas Aplicadas (JAES) 12 (2010): 129-137.

Prospects of India-China Defence and Security Cooperation Russia & India Report. "Russia& India Report.Acedido em 16 de abril,

Qingguo, Jia. "Desenvolvimento pacífico: China's policy of reassurance". Australian Journal of International Affairs 59, no. 4 (2005): 493-507.

Ruisheng, Cheng. "Perspetiva das relações China-Índia após a visita do primeiro-ministro Manmohan Singh". China Report 44, no. 1 (2008): 57-61.

A Rússia e o mundo 2011: An annual Forecast (Moscovo: Instituto de Economia Mundial e Relações Internacionais, 2010.

Scott, David. "Sino-Indian security predicaments for the twenty-first century". Asian Security 4, no. 3 (2008): 244-270.

Sekhar, D. Varaprasad. "Science and Technology Cooperation between India and China" [Cooperação científica e tecnológica entre a Índia e a China]. International Studies 42, no. 3-4 (2005).

Shu Mei, "The capital market of China should learn from India", Southern Weekend, 2 de março de 2006.

Siddiqi, Toufiq. "China e Índia: More cooperation than competition in energy and climate change". Journal of International Affairs 64, n.º 2 (2011).

Singh, Swaran. "Paradigm shift in India-China relations: from bilateralism to multilateralism" [Mudança de paradigma nas relações Índia-China: do bilateralismo ao multilateralismo]. Journal of International Affairs 64, n.º 2 (2011): 155.

Solomon William Polachek, e et. al, "Liberalism and interdependence: Extending the trade-conflict model," Journal of Peace Research, Vol. 36, No. 4, 1999: 405-22.

Sun ZhongshunQuanji (obras colectivas de Sun Yat-Sen), Vol. 4, Livraria Zhongua, Pequim, 1985, p.68-9.

Sweeney, Matthew. "Foreign direct investment in India and China: the creation of a balanced regime in a globalized economy" [Investimento direto estrangeiro na Índia e na China: a criação de um regime equilibrado numa economia globalizada]. Cornell Int'l LJ 43 (2010).

Tagore, Rabindranath. "China and India'." Vinte anos de The Visva-Bharati Cheena-Bhavana 1957 (1937): 41-45.

Tellis, Ashley J. "Country Studies". In Asia Responds to Its Rising Powers: China and India. Seattle: Gabinete Nacional de Investigação Asiática, 2011.

Thakur, Ramesh. "Normalização das relações sino-indianas". The Pacific Review 4, no. 1 (1991): 5-18.

O texto do acordo encontra-se em TseringShakya, 449-52; TseponShakapba, Tibet: A Political History (New Haven: Yale University Press, 1967), 301-5

Tiezzi, Shannon. "China Makes Inroads Into India's Backyard" [A China faz incursões no quintal da Índia]. The Diplomat, 27 de novembro de 2014.

Time Beal, " using India to keep China at Bay", Foreign policy in focus, 12 de dezembro de 2006.

Wang Qian, "Indian Enhances Military Deployment in southern Tibet: Political intentions and strategy towards china" , Global online, 26 de julho de 2009.

Yuan, Jing-dong. "A ascensão da Índia após Pokhran II: Chinese analyses and assessments". Asian Survey 41, n.º 6 (2001): 978-1001.

Zhai, Qiang. "Tibet and Chinese-British-American Relations in the Early 1950s." journal of cold war studies 8, no. 3 (2006): 34-53.

Zhang Li, To manage conflict in south Asia: china's Stakes, Perceptions and inputs, Suécia: Institute for security and development policy (ISDP), outubro de 2009.

Zhao, Hong. "Índia e China: rivais ou parceiros no Sudeste Asiático?". Contemporary Southeast Asia: A Journal of International and Strategic Affairs 29, no. 1 (2007).

Internet "BRIC Countries' Path to 2050. "GLOBAL SHERPA. http://www.globalsherpa.org/.

"China - Artigos". Índia e China,Notícias da Índia e China,Política da Índia para a China,Questões da Índia para a China,Problemas da Índia para a China,Política Externa Chinesa. Acedido em 16 de abril de 2015.<http://www.ipcs.org/ region/china>

"China e Índia: Asia's Budding Partnership or Growing Rivalray". IPRI Building Consensus. 3 de março de 2015. http://www.ipripak.org/.

"China e Índia: Greater Economic Integration". China Business Review. Acedido em 16 de novembro de 2014.<http://www.chinabusinessreview.com/china-and- india-greater-economic-integration>

"China India Relations. "Embaixada da República Popular da China na Índia. Acedido a 1 de dezembro de 2014. http://in.china-embassy.org/eng/zygxc/gxgk/.

"China India Relations. "Embaixada da República Popular da China na Índia. Acedido em a 1 de dezembro de 2014. http://in.china-embassy.org/eng/zygxc/gxgk/.

"Visita do Presidente chinês Xi Jinping: A Índia e a China assinam um Pacto de Cooperação Económica e Comercial de 5 anos". The Economic times. 18 de setembro de 2014. Acedido a 1 de março de 2015. http://articles.economictimes.indiatimes.com/2014-09-18/news /54068285_1_trade-gap-gao-hucheng-total-bilateral-trade..

"Economic and Trade Relations. "Embassy of India Beijing, China.Acedido a 9 de março de 2015. http://www.indianembassy.org.cn/.

"Relações Económicas Índia-China. "IndiaChina Economic Relation. Acedido em 20 de novembro de 2014.<http://ris.org.in/personnel/faculty/259.html>

"Índia". Associação das Nações do Sudeste. http://www.asean.org/ asean/externalrelations#.

"Relações Económicas Índia-China. "Relações Económicas Índia-China. Acedido em
16 de fevereiro de 2015.<http://ris.org.in/personnel/faculty/259.html>

"O primeiro-ministro indiano Rajiv Gandhi visitou a China". Ministério dos Negócios Estrangeiros da República Popular da China. Acedido a 1 de setembro de 2014.
http: / / .www.fmprc.gov.cn/mfa_eng/

"NarendraModi pede para resolver disputa de fronteira enquanto Xi Jinping, presidente chinês, convida Modi para a China | Últimas notícias e atualizações no Daily News &

Análise". Dna. Acedido em 5 de abril de 2015.<
http://www.dnaindia.com/india/report- chinese-president-xi-jinping-arrives-in-india-for-3-day-visit-narendra-modi-in- gujarat-to-receive-him-2019289>

"O Presidente Xi Jinping fala sobre as relações China-Índia". CNTV. 19 de setembro de 2014. Acedido a 1 de janeiro de 2015. http://www.china.org.cn/.

"Comunicado de imprensa - 5º Diálogo Anual de Defesa Índia-China, 14 de janeiro de 2013". Embaixada da Índia em Pequim, China. 14 de janeiro de 2013. Acedido em 1 de outubro de 2014.
http://www.indianembassy.org.cn/EventsDetails.aspx?NewsId=390

"Aproveite as novas oportunidades na cooperação Índia-China". Rediff.Acedido em 5 de novembro de 2014.http: / /www.rediff.com/news / column/seize-the-new- opportunities-in-india-china-cooperation/20130522.htm

"Chefes do Banco Mundial e do FMI visitarão a Índia no final deste mês." Zee News. 11 de março de 2012. Acedido a 1 de janeiro de 2015.
http://zeenews.india.com/business/index.html.

"Xi Jinping reúne-se com representantes de personalidades e grupos amigos da Índia e confere o Prémio de Amizade dos Cinco Princípios da Coexistência Pacífica". Embaixada da República Popular da China na República da Índia. 19 de setembro de 2014. Acedido em 10 de fevereiro de 2015.

http://in.chineseembassy.org/ eng/ zt/year2012/t993228.htm.

"CNPC e KazMunayGas adquirem 100% das acções da MangistauMunaiGas", CNPC

eKazMunayGasacquires 100ofMangistauMunaiGasshares.htm> (18 de janeiro de 2010).

Relações China-Índia." Embaixada da República Popular da China na Índia. Acedido a 1 de dezembro de 2014. http://in.china-embassy.org/eng/zygxc/gxgk/.

Relações China-Índia. "Embaixada da República Popular da China na República da Índia. http: / / in.china-embassy.org/eng/zt/ yhjln/.

Conferência sobre Interação e Medidas de Criação de Confiança na Ásia Presidência-China Sobre o CICA. "Embaixada da República Popular da China na República da Índia. http://www.cica-china.org/eng/gyyx_1/zyxjj/t1150155.htm.

George, Nirmala. "Índia e China prometem cooperação enquanto tropas se enfrentam". The World Post a parceria do Huffington Post e do Instituto Burggruen. 18 de setembro de 2014. Acessado em 2 de março de 2015. http: / / www.huffingtonpost.com/2014/09/18/india-china-cooperation-troops_n_5844102.html.

N Das, R. "Russia-China-India Trilateral: Calibrating a Fine Balance". IDSA Instituto de Estudos e Análises de Defesa. 15 de novembro de 2010. Acedido a 11 de março de 2015. http://idsa.in/index.html.

Nathula Pass Set to Become Gateway to Kailash-Mansarovar Pilgrimage". NDTV. 29 de novembro de 2014. Acessado em 10 de março de 2015. http://www.ndtv.com/.

Powell, Anita. "Líderes do BRICS otimistas com o novo banco de desenvolvimento" Voz da América. 27 de março de 2013. Acessado em 11 de março de 2015. http: / /www.voanews.com/ content/brics-summit-leaders-optimistic-about-new-development-bank/1629583.html.

Visita do Primeiro-Ministro a Sanya para a Terceira Cimeira do BRIC - 12-15 de abril de 2011". Embaixada da Índia em Pequim, China. Acedido em 1 de outubro de 2014. http: / / .www.indianembassy.org.cn/Default.aspx

Segunda reunião do Diálogo Económico Estratégico China-Índia realizada em Nova Deli. "Embaixada da República Popular da China na República da Índia. 26

de novembro de 2012. Acedido em 26 de janeiro de 2015. http: //in.chineseembassy.org/ eng/ zt/year2012/t993228.htm.

Singh, Swaran. "China- India Economic Engagement Building Mutual Confidence. "RePEc (Research Papers in Economics). http://repec.org/ 24 de abril de 2009, <http://www.cnpc.com.cn/en/press/newsreleases/CNPC

Jornais

"A China elogia os laços com a Índia e a Rússia". DAWN. 3 de fevereiro de 2015. Acedido a 10 de abril de 2015. http://www.dawn.com/.

"A China e a Índia partilham amplas perspectivas de cooperação apesar das disputas fronteiriças". - Xinhua. Acedido a 12 de abril de 2015.

"Xi da China faz a primeira visita à Índia, buscando redefinir os laços - The Express Tribune." O Express Tribune Chinas Xi faz a primeira visita à Índia, buscando redefinir os comentários dos laços. 17 de setembro de 2014. Acedido em 10 de março de 2015.

"PM indiano diz que espera ardentemente visitar a China". CHINA DAILY. 24 de março de 2015. Acedido a 1 de abril de 2015. http://www.chinadaily.com.cn/

As conversações sobre a fronteira sino-indiana requerem uma paciência prolongada: Peritos chineses", chin News, 7 de agosto de 2009.

"A Strong Beginning", The Times of India, 26 de maio de 2011.

"Beijing establishes joint venture in India", Xinhua, citado em Foreign Broadcast Information Service-China-93-013, 22 de janeiro de 1993, p. 15.

"Eastward Ho!" The Times of India, editorial, 28 de julho de 2009.

Odintsov, Vladimir. "China e Índia: Strategic Partnership and Cooperation". NEO New Eastern Outlook, 2014

Paulino, Amelia Uliafnova. "Rise of China and India: Lessons and Implications for Global Developement". In The Rise of China and India: Impacts, Prospects and Implications. Basingstoke: Palgrave Macmillan:, 2010.

Pragya Singh, "Shanghai Surprise", Outlook, Nova Deli, 29 de janeiro de 2009.

Yan, Zhang. "Relações Índia-China num dos melhores períodos da história". The Hindu 9 (2009).

APÊNDICE A

Acordos bilaterais entre a República Popular da China e a República da da Índia

Nome dos Pactos	Data e local de realização
Acordo entre a República da Índia e a República Popular da China sobre comércio e relações entre a região do Tibete da China e da Índia	29-4-1954
Contrato comercial entre a República da Índia e a República Popular da China	14-10-1954
Notas trocadas entre a China e a Índia sobre a questão do trânsito de mercadorias chinesas para a região do Tibete da China através da Índia	Pequim, 15-8-1984
Protocolo entre o Governo da Índia e da China relativo à transferência dos serviços postais, telegráficos e telefónicos públicos no distrito chinês do Tibete	Pequim, 22-12-1988
acordo comercial entre o Governo da Índia e o Governo da RPC	1988
Acordo entre o Governo da República Popular da China e o Governo da República da Índia sobre transporte aéreo civil	Nova Deli, 20-91989
Protocolo entre a República da Índia e a República Popular da China sobre o reatamento do comércio fronteiriço entre a região do Tibete da China e a Índia	Nova Deli, 13-121991
Protocolo comercial entre o Governo da Índia e o Governo da República Popular da China para o período compreendido entre 20 de setembro de 1989 e	Nova Deli, 13-121991
Etiqueta comercial entre o Governo da Índia e o Governo da República Popular da China para o ano civil de 1992	1992
Memorando de entendimento concluído entre o Governo da República da Índia e o Governo da República Popular da China sobre o reinício do comércio fronteiriço	abril de 1992
Protocolo entre a República da Índia e o Governo da República Popular da China sobre	Nova Deli, 15-11992

Procedimentos de entrada e saída para o comércio fronteiriço	
Plano de trabalho para 1992 e 1993 no âmbito do memorando de entendimento sobre a colaboração na agricultura entre o Ministério da Agricultura da República da Índia e o Ministério da Agricultura da República Popular da China	1992
Nota de indulgência entre o Gabinete do Controlador e Auditor Geral, República da Índia e a Administração de Auditoria, República Popular da China	Pequim, 11-4-1992
Protocolo entre o Governo da Índia e a República Popular da China sobre regulamentação aduaneira e acordos bancários, bem como sobre questões conexas	Pequim, 7-9-1993
Memorando de acordo sobre a cooperação no domínio da agricultura entre o Ministério da Agricultura da República da Índia e o Ministério da	Pequim, 7-9-1993
etiqueta entre o Governo da República da Índia e a República Popular da China para a expansão do comércio fronteiriço através do desfiladeiro de Shipki La	1993
Acordo entre o Ministério da Informação e da Radiodifusão da República da Índia e o Ministério da Rádio, Cinema e Televisão da República Popular da China sobre a colaboração no domínio da rádio e da	15-6-1994
Memorando de indulgência entre o Governo da Índia e a República Popular da China sobre a cooperação no domínio da geologia e dos recursos minerais	Nova Deli, 18-071994
Etiqueta comercial entre o Governo da República Popular da China e o Governo da República da Índia para 1994 e 1995	Pequim, 22-10-1994
Acordo entre o Governo da República Popular da China e o Governo da República da Índia para evitar a dupla tributação e prevenir a evasão fiscal em matéria de impostos sobre o rendimento	Nova Deli, 29-111996
Memorando de indulgência entre o Banco de Reserva da Índia e o Banco Popular da China sobre assistência bancária	Pequim, 2-6-1997
Acordo entre a Índia e a China sobre transporte marítimo	Pequim, 22-02-2000

acordo de colaboração entre a Doordarshan da Índia e a China Central Television	2000
Memorando de entendimento sobre a cooperação no domínio do aço entre o Governo da Índia e a RPC	2000
Memorando de Entendimento sobre a cooperação no domínio das tecnologias da informação	Nova Deli,14-1-2002
Memorando de Entendimento sobre a cooperação no domínio do trabalho (serviços de emprego, formação profissional e segurança social)	Nova Deli,14-1-2002
Memorando de indulgência sobre a aplicação de medidas fitossanitárias entre o Ministério da Agricultura, República da Índia e a Administração Geral Estatal da RPC para a Supervisão da Qualidade e a Inspeção e Quarentena	Nova Deli, 8-12 2002
Acordo de cooperação entre a República da Índia e o Governo da República Popular da China no domínio	Pequim, 23-06-2003
Memorando de indulgência sobre o "Plano de execução relativo às viagens de grupo organizadas de cidadãos chineses à Índia", de 8 de dezembro de 2002	Pequim, 23-06-2003
Memorando de Entendimento entre o Governo da República da Índia e o Governo da República Popular da China sobre a expansão do comércio fronteiriço	Pequim, 21-07-2004
Protocolo relativo aos requisitos fitossanitários para a exportação de mangas da Índia para a China entre o Ministério da Agricultura da República da Índia e a Administração Geral de Supervisão da Qualidade, Inspeção e Quarentena da RPC	Nova Deli, 11-04 2005
Memorando de Entendimento entre o Ministério da Informação e da Radiodifusão da República da Índia e a Administração Estatal da Rádio, Cinema e Televisão da República Popular da China	Nova Deli, 11-04 2005
Relatório do Grupo de Estudo Conjunto Índia-China sobre Comércio Abrangente e Cooperação Económica	Nova Deli, 11-04 2005
Memorando de Entendimento sobre o lançamento do Diálogo Financeiro Índia-China	Nova Deli, 11-04 2005
Protocolo relativo aos requisitos fitossanitários para a exportação de uvas da Índia para a China	Nova Deli, 11-04 2005
Protocolo relativo aos requisitos fitossanitários para a exportação de cabaças amargas da Índia para a China	Nova Deli, 11-04 2005

Acordo de assistência administrativa mútua e de cooperação em matéria aduaneira	Nova Deli, 11-042005
Nota de indulgência sobre a aviação civil	Nova Deli, 15-092005
Protocolo relativo à Comissão de Cooperação Cinematográfica Índia-China	Pequim, 12-01-2006
Memorando de indulgência entre o Ministério da Terra e dos Recursos da RPC e o Ministério das Minas da República da Índia sobre a cooperação no sector mineiro	Nova Deli, 28-03 2006
Nota de indulgência para o reforço da cooperação no domínio do petróleo e do gás natural	Nova Deli, 21-11 2006
Memorando de acordo sobre a cooperação entre o Ministério da Agricultura da RPC e o Ministério da Agricultura da República da Índia no domínio da agricultura	Nova Deli, 21-11 2006
Protocolo sobre os requisitos fitossanitários para a exportação de arroz da Índia para a China	Nova Deli, 21-11 2006
Nota de indulgência sobre a inspeção da carga de exportação (minério de ferro)	Nova Deli, 21-11 2006
Memorando de indulgência entre o Conselho Indiano de Investigação Agrícola e a Academia Chinesa de Ciências Agrícolas	Nova Deli, 21-11 2006
Memorando da Comissão dos Mercados a Prazo da Índia e da Comissão de Regulamentação dos Valores Mobiliários da China sobre a cooperação em matéria de regulamentação dos futuros sobre mercadorias	Pequim, 17-12-2006
Acordo sobre Proteção e Promoção Bilateral do Investimento	Pequim, 14-01-2008
nota de indulgência relativa à realização de actividades conjuntas de prospeção e produção e de aquisição de recursos petrolíferos e de gás natural em países	Pequim, 14-01-2008
memorando de acordo para a cooperação entre a Comissão de Planeamento da Índia e a Comissão Nacional de Desenvolvimento e Reforma da RPC	Pequim, 14-01-2008
Memorando de acordo sobre a cooperação entre o Ministério dos Caminhos-de-Ferro da Índia e o Ministério dos Caminhos-de-Ferro da República	Pequim, 14-01-2008
memorando de indulgência entre o Ministério da	Pequim, 14-01-2008

e Alívio à Pobreza Urbana da Índia e Ministério da Construção, RPC	
memorando de acordo sobre a cooperação científica entre o Serviço Geológico da Índia e o Serviço Geológico da China no domínio das geociências	Pequim, 14-01-2008
Nota de indulgência entre NABARD e o Banco de Desenvolvimento Agrícola da China sobre Cooperação Mútua	Pequim, 19-01-2010
Protocolo relativo aos requisitos fitossanitários para a exportação de folhas de tabaco da Índia para a China entre a Administração Geral de Supervisão da Qualidade, Inspeção e Quarentena da RPC e o Ministério da Agricultura da República da Índia	Nova Deli, 16-12 2010
Nota de indulgência do Grupo Económico Conjunto entre o Ministério do Comércio e da Indústria, Governo da Rep. da Índia e o Ministério do Comércio, Governo da RPC sobre a expansão do comércio e da cooperação económica	Nova Deli, 16-12 2010
nota de indulgência entre o Banco Central da Índia e a Comissão de Regulamentação Bancária da China	Pequim, 26-09-2011
Nota de indulgência entre o Export Import Bank of India e o China Development Bank Corporation	Nova Deli 26-11 2012
Ata aprovada do 1º Diálogo Económico Estratégico	Nova Deli, 26-11 2012
2nd SED Nota de indulgência entre a Comissão de Planeamento e o NDRC sobre estudos conjuntos	Nova Deli, 26-11 2012
Memorando de Entendimento entre o Gabinete de Eficiência Energética e a NDRC sobre o reforço da cooperação no domínio da eficiência energética	Nova Deli, 26-11 2012
Memorando de Entendimento entre o Ministério dos Caminhos-de-Ferro e o Ministério dos Caminhos-de-Ferro da China sobre o reforço da cooperação técnica	Nova Deli, 20-52013
Memorando de entendimento entre a NASSCOM e a Associação da Indústria de Software da China sobre o reforço da cooperação no sector das TI/ITES	Nova Deli, 20-52013
Memorando de Entendimento entre o Ministério do Desenvolvimento Urbano e a NDRC sobre a cooperação no domínio do tratamento de águas	Nova Deli, 20-52013

Memorando de Entendimento entre o Ministério dos Recursos Hídricos e o NDRC sobre a cooperação no domínio da irrigação com eficiência hídrica	Nova Deli, 20-52013
Memorando de Entendimento entre a APEDA, o Ministério da Agricultura e a AQSIQ sobre a cooperação no domínio do comércio de importação e	Nova Deli, 20-52013
Acordo entre a EICL, o Ministério do Comércio e a AQSIQ sobre o comércio e a segurança dos alimentos para animais e dos seus ingredientes	Nova Deli, 20-52013
Memorando de entendimento entre a APEDA, o Ministério da Agricultura e a AQSIQ sobre a	Pequim, 23-10-2013
Programa de trabalho entre o Ministério do Comércio e Indústria e o Ministério do Comércio da China	Pequim, 23-10-2013
nota de indulgência entre o Ministério dos Transportes Rodoviários e das Auto-estradas da República da Índia e o Ministério dos Transportes da República Popular da China sobre a cooperação no domínio das estradas	Pequim, 18-03-2014
memorando de entendimento entre o Ministério da Energia, Governo da República da Índia e a Administração Nacional da Energia, Governo da República Popular da China sobre a criação de centros de serviço de equipamento elétrico chinês na Índia	Pequim, 18-03-2014
3rd SED- memorando de indulgência entre a Comissão de Planeamento da República da Índia e a Comissão Nacional de Desenvolvimento e Reforma da China sobre a cooperação em matéria de urbanização	Pequim, 18-03-2014
Memorando de Entendimento entre o Ministério das Comunicações e das Tecnologias da Informação da República da Índia e o Ministério da Indústria e das Tecnologias da Informação da República Popular da China sobre a cooperação no domínio das tecnologias da informação e das comunicações	Pequim, 30-06-2014
Planos de Ação para Estudos Conjuntos em Urbanização Sustentável e Energia no âmbito do Diálogo Económico Estratégico	Pequim, 30-06-2014
memorando de indulgência entre o Ministério do Comércio e Indústria da República da Índia e o Ministério do Comércio do Povo sobre a cooperação	Pequim, 30-06-2014
Plano de execução no âmbito da Comissão Central da	Nova Deli, 18-09-

Ministério dos Recursos Hídricos, do Desenvolvimento Fluvial e do Rejuvenescimento do Ganges, República da Índia e Gabinete de Hidrologia e Recursos Hídricos, Região Autónoma do Tibete, República Popular da China, após o fornecimento de informações hidrológicas hidrológicas de o	2014
Lembrança de um acordo entre a Academia de Administração Lal Bahadur Shastri, República da Índia, e a Academia das Autoridades Executivas da China, Pudong, China, relativo à comunicação e à assistência à formação no domínio da formação de limites dos	Nova Deli, 18-092014
lembrança da reunião indulgente entre o Ministério dos Caminhos-de-Ferro do Governo da República da Índia e o Governo da República Popular da China sobre o reforço da participação nos caminhos-de-ferro	Nova Deli, 18-092014
Plano de actividades que envolve o Ministério dos Caminhos-de-Ferro do Governo da República da Índia e a Administração Nacional dos Caminhos-de-Ferro do Governo da República Popular da China para reforçar a colaboração no sector ferroviário	Nova Deli, 18-092014
Plano quinquenal de desenvolvimento comercial e económico entre o Ministério do Comércio e da Indústria do Governo da República da Índia e o Ministério do Comércio do Governo da República Popular da China	Nova Deli, 18-092014
Ata aprovada da décima sessão do Grupo Económico Misto Índia-China	Nova Deli, 18-092014
Concessão de co-geração audiovisual entre o Ministério da Informação e da Radiodifusão da República da Índia e a Administração Estatal da Imprensa, Publicação, Rádio, Cinema e Televisão da República Popular da China	Nova Deli, 18-092014
Plano de trabalho sobre a administração de medicamentos e a cooperação entre a Administração de Alimentos e Medicamentos da República Popular da China e o Ministério da Saúde e do Bem-Estar Familiar da República da Índia	Ahmedabad, 1709-2014
Memorando de entendimento com o Maharashtra	

Industrial Development Corporation e BeiqiFoton Motor Co.Ltd. para apoiar a criação de paragens mecânicas em Maharashtra	
Atualização do acordo de indulgência entre a China Development Bank Corporation e a iNDEXTb para apoiar a criação de paragens mecânicas em Gujarat.	

APÊNDICE B

Declaração conjunta da República Popular da China e da República da Índia

O texto integral da Declaração Conjunta da República Popular da China e da República da Índia, assinada pelo Primeiro-Ministro chinês, Wen Jiabao, e pelo Primeiro-Ministro indiano, Manmohan Singh, em Nova Deli, em 11 de abril de 2005, é o seguinte

Declaração conjunta da República Popular da China e da República da Índia

I. S. Exa. o Sr. Wen Jiabao, Primeiro-Ministro do Conselho de Estado da República Popular da China, está atualmente a efetuar uma visita de Estado à República da Índia, de 9 a 12 de abril de 2005, a convite de S. Exa. o Dr. Manmohan Singh, Primeiro-Ministro da República da Índia. Durante a visita, o Primeiro-Ministro Wen Jiabao manteve conversações com o Primeiro-Ministro Dr. Manmohan Singh, visitou o Presidente Dr. A.P.J. Abdul Kalam e o Vice-Presidente Shri Bhairon Singh Shekhawat e encontrou-se com a Presidente da Aliança Progressista Unida Smt. O Ministro dos Negócios Estrangeiros, Shri K Natwar Singh, e o líder da oposição, Lok Sabha, Shri L.K. Advani, visitá-lo-ão. O Primeiro-Ministro Wen visitou Bangalore e proferirá um discurso no Instituto Indiano de Tecnologia em Nova Deli. Os dirigentes dos dois países procederam a uma troca de pontos de vista aprofundada numa atmosfera sincera, amigável e construtiva, tendo chegado a um amplo consenso sobre as relações bilaterais e as questões internacionais e regionais de interesse comum.

II. As duas partes passaram em revista os contactos amistosos e os progressos realizados nas suas relações bilaterais nos últimos anos e concordaram que as relações entre a China e a Índia entraram numa nova fase de desenvolvimento global. Ambas as partes registaram com satisfação que, com a frequente troca de visitas entre os dirigentes dos dois países, o processo de criação de confiança e compreensão ganhou ímpeto. O rápido crescimento da cooperação comercial e económica foi acompanhado pela expansão dos intercâmbios e da cooperação noutros domínios.

As duas partes registaram progressos graduais na resolução das questões pendentes. As duas partes mantiveram igualmente uma boa comunicação e colaboração em matéria de assuntos internacionais e regionais. Ambas as partes concordaram que a China e a Índia realizaram progressos satisfatórios no desenvolvimento da sua parceria construtiva e de cooperação a longo prazo. As duas partes recordaram a Declaração sobre os Princípios das Relações e da Cooperação Global entre os dois Primeiros-Ministros, de 23 de junho de 2003, e reiteraram que a Declaração proporcionava uma visão partilhada das relações bilaterais e um quadro acordado para a cooperação.

III. À luz do desenvolvimento das suas relações bilaterais, a fim de promover a boa vizinhança, a amizade e a cooperação mutuamente benéfica e tendo em conta as profundas alterações da situação regional e internacional, as duas partes concordaram que as relações China-Índia adquiriram agora um carácter global e estratégico. Por conseguinte, os dirigentes dos dois países acordaram em estabelecer uma Parceria Estratégica e de Cooperação China-Índia para a Paz e a Prosperidade. Esta parceria baseia-se nos princípios de Panchsheel, do respeito mútuo e da sensibilidade pelas preocupações e aspirações da outra parte, bem como da igualdade; proporciona um quadro sólido para um desenvolvimento global e abrangente das relações bilaterais com base na segurança mútua e igualitária, no desenvolvimento e na prosperidade dos dois povos; e contribui para enfrentar conjuntamente os desafios e as ameaças globais. Reflecte a disponibilidade de ambas as partes para resolverem as divergências pendentes de uma forma proactiva, sem deixar que estas impeçam o desenvolvimento contínuo das relações bilaterais.

IV. As duas partes concordaram que os intercâmbios de alto nível entre os governos, os parlamentos e os partidos políticos dos dois países desempenham um papel importante na expansão da cooperação bilateral global. Manifestaram a sua determinação em manter e reforçar a dinâmica desses intercâmbios no futuro e acordaram em realizar reuniões regulares entre os dirigentes dos dois países. Neste contexto, as duas partes reiteraram igualmente a sua intenção de promover intercâmbios regulares a nível ministerial e de utilizar plenamente o diálogo estratégico China-Índia e outros mecanismos de diálogo bilateral.

V. O ano de 2005 marca o 55° aniversário do estabelecimento de relações diplomáticas entre a China e a Índia. Para assinalar a ocasião, os dois países organizarão uma série de actividades comemorativas. Foi referido que o "Festival Cultural da China" está atualmente em curso na Índia e que um "Festival Cultural da Índia" correspondente será organizado na China no final do ano. As duas partes organizariam igualmente outras actividades culturais para promover o conhecimento mútuo e aprofundar a amizade entre os dois povos. As duas partes declararam 2006 como o "ano da amizade entre a China e a Índia", tendo manifestado a sua satisfação com o reforço dos intercâmbios no domínio da cultura e afirmado que a compreensão mútua e os intercâmbios culturais facilitariam o desenvolvimento da cooperação também noutros domínios. A fim de reforçar os laços culturais tradicionais, foi concluído um acordo para a construção de um templo budista de estilo indiano em Luoyang, na província chinesa de Henan.

VI. As duas partes salientaram que uma expansão global da cooperação económica entre a China e a Índia, incluindo o comércio e o investimento, constitui uma dimensão importante de uma relação China-Índia mais forte. Os dois países concordaram em envidar esforços conjuntos para aumentar o volume do comércio bilateral para 20 mil milhões de dólares ou mais até 2008. As duas partes congratularam-se com o relatório do Grupo de Estudo Conjunto (GEC), criado para analisar as potenciais complementaridades entre os dois países em matéria de cooperação comercial e económica alargada. No seu relatório, o Grupo de Estudo Conjunto identificou uma série de medidas relacionadas com o comércio de mercadorias, o comércio de serviços, os investimentos e outras áreas de cooperação económica, tendo recomendado as seguintes medidas

A China e a Índia devem adotar recomendações para uma rápida implementação, a fim de eliminar os obstáculos e facilitar o reforço do compromisso económico entre a China e a Índia. Os dois Primeiros-Ministros encarregaram o Grupo Económico Conjunto China-Índia (GCE), a nível ministerial, de analisar estas recomendações e coordenar a sua aplicação. Para o efeito, as duas partes envidarão todos os esforços para realizar a próxima reunião do JEG nos próximos seis meses. O JSG recomendou igualmente um acordo comercial regional entre a China e a Índia, que inclui o comércio de bens e serviços, investimentos, acordos identificados para a promoção e a facilitação do comércio e dos investimentos, bem como medidas de promoção da cooperação económica em sectores identificados. Os Primeiros-Ministros acordaram em nomear uma Task Force Conjunta para estudar em pormenor a viabilidade e os benefícios que poderão advir do Acordo Comercial Regional China-Índia.

As duas partes registaram que o Acordo sobre o estabelecimento de um mecanismo de diálogo financeiro facilitaria ainda mais a cooperação económica dinâmica e diversificada entre as duas partes. Ambas as partes observaram que o Acordo sobre o estabelecimento de um mecanismo de diálogo financeiro facilitaria ainda mais a cooperação económica dinâmica e diversificada entre as duas partes. Prosseguirão as consultas sobre a conclusão do Acordo Bilateral de Promoção e Proteção dos Investimentos. As duas partes registaram com satisfação que os dois países assinaram os protocolos SPS para a exportação de uvas e cabaças amargas da Índia para a China. As duas Partes acordaram igualmente em constituir um grupo de trabalho conjunto para aplicar rapidamente o Memorando de Entendimento sobre a aplicação das medidas sanitárias e fitossanitárias entre o Governo Geral da China e o Governo da Índia.

Administração da Supervisão da Qualidade, Inspeção e Quarentena e o Ministério da Agricultura indiano. A China avalia positivamente o acesso do arroz indiano ao mercado chinês e lançará o mais rapidamente possível o procedimento de análise de risco do arroz indiano, em conformidade com a legislação e a regulamentação chinesas pertinentes.

VII. As duas partes acordaram em promover a cooperação nos domínios da educação, ciência e tecnologia, cuidados de saúde, informação, turismo, intercâmbio de jovens, agricultura, desenvolvimento de lacticínios, desporto e outros domínios, com base no benefício mútuo e na reciprocidade. As duas partes decidiram criar um Comité Diretor China-Índia para a cooperação científica e tecnológica, presidido pelos respectivos Ministros da Ciência e da Tecnologia, e iniciar consultas sobre um acordo relativo ao reconhecimento mútuo de certificados e diplomas académicos entre a China e a Índia. As duas partes anunciaram o lançamento de actividades regulares de intercâmbio de jovens: a China convidará 100 jovens indianos a visitar a China no ano de

2005 e realizar este ano uma exposição sobre tecnologias avançadas e aplicáveis na Índia.

VIII. As duas partes reconheceram a importância de reforçar a conetividade mútua e acordaram em trabalhar em conjunto para melhorar as ligações aéreas e marítimas diretas, o turismo e os contactos interpessoais. Foi registado com satisfação que, durante a visita, foi concluído um Memorando de Entendimento sobre a grande liberalização das ligações de aviação civil entre a China e a Índia.

IX. As duas partes continuarão a cooperar no intercâmbio de dados hidrológicos da época das cheias dos rios transfronteiriços, tal como acordado entre elas. Em resposta às preocupações expressas pela parte indiana, a parte chinesa concordou em tomar medidas para a libertação controlada da água acumulada na barragem de deslizamento de terras no rio Parechu, logo que as condições o permitam. Foi registado com satisfação que, durante a visita, foi concluído um acordo relativo ao fornecimento de dados hidrológicos sobre o Langqen Zangbo/Sutlej e que as duas partes acordaram igualmente em continuar a trabalhar no sentido de melhorar a qualidade da água.

As duas partes acordaram em realizar conversações bilaterais a fim de concluir rapidamente acordos semelhantes para os rios Parlung Zangbo e Zayu Qu/Lohit. As duas partes acordaram em cooperar no domínio da segurança e da conservação da energia, incluindo, entre outros, o incentivo aos departamentos e unidades competentes dos dois países para participarem no estudo e na exploração de recursos petrolíferos e de gás natural em países terceiros.

X. As duas partes registaram os intercâmbios e a interação úteis no domínio militar e decidiram continuar a promover esses intercâmbios e interação. Concordaram que o alargamento e o aprofundamento dos intercâmbios no domínio da defesa entre os dois países se revestem de importância vital para reforçar a confiança e a compreensão mútuas entre as duas forças armadas e para assegurar um ambiente pacífico em que possam prosseguir os respectivos objectivos de desenvolvimento nacional. As duas partes decidiram continuar a reforçar os contactos e intercâmbios efectivos neste domínio.

XI. Durante a visita, as duas partes trocaram pontos de vista sobre a questão da fronteira entre a China e a Índia e reiteraram a sua disponibilidade para procurar uma solução justa, razoável e mutuamente aceitável, através de consultas equitativas e amigáveis e tendo em conta os interesses globais das relações bilaterais. Manifestaram a sua satisfação pelos progressos registados nas discussões entre os Representantes Especiais dos dois países e congratularam-se com a conclusão do Acordo sobre os Parâmetros Políticos e os Princípios Orientadores para a Resolução da Questão das Fronteiras. Ambas as partes estão convencidas de que uma rápida resolução da questão da fronteira contribuirá para os interesses fundamentais dos dois países, devendo, por conseguinte, ser prosseguida como um objetivo estratégico. Manifestaram o seu empenhamento no mecanismo dos Representantes Especiais para procurar uma solução política para a questão da fronteira no contexto dos seus interesses a longo prazo e da relação bilateral global. Enquanto se aguarda uma resolução definitiva, as duas partes continuarão a envidar esforços conjuntos para manter a paz e a tranquilidade nas zonas fronteiriças, em conformidade com os Acordos de 1993 e 1996. Ambas as partes concordaram que, ao mesmo tempo que prosseguem os debates entre os Representantes Especiais, é igualmente importante que o Grupo de Trabalho Conjunto (GTC) prossiga os seus trabalhos com vista a uma rápida clarificação e confirmação da Linha de Controlo Real (LCR). Foram registados os progressos realizados até à data em matéria de clarificação da LAC nas zonas fronteiriças entre a China e a Índia. Foi acordado completar o processo de troca de mapas indicando as respectivas percepções de todo o alinhamento da LAC com base em parâmetros já acordados, com o objetivo de chegar a um entendimento comum do alinhamento, o mais rapidamente possível. As duas partes manifestaram a sua satisfação com os progressos registados na aplicação dos acordos de 1993 e

1996 e acordaram em aplicá-los rapidamente na íntegra. Para o efeito, concluíram um protocolo sobre as modalidades de aplicação de medidas de confiança no domínio militar ao longo da linha de controlo real nas zonas fronteiriças entre a China e a Índia.

XII. A parte indiana reiterou que reconhecia a Região Autónoma do Tiet como parte do território da República Popular da China e que não permitia que os tibetanos se envolvessem em actividades políticas anti-China na Índia. A parte indiana recordou que a Índia foi um dos primeiros países a reconhecer que existe uma só China e que a sua política de uma só China permanece inalterada. A parte indiana declarou que continuaria a respeitar a sua política de uma só China. A parte chinesa manifestou o seu apreço pelas posições indianas.

XIII. Ambas as partes analisaram com satisfação a aplicação do memorando sobre o comércio fronteiriço através da passagem de Nathula entre a Região Autónoma do Tibete da República Popular da China e o Estado de Sikkim da República da Índia.

XIV. As duas partes registaram com satisfação o facto de, através de consultas amigáveis, terem chegado a um acordo de princípio entre os dois países para resolver a questão, há muito pendente, da propriedade originalmente pertencente ao Consulado Geral da Índia em Xangai, tendo a parte chinesa concordado em disponibilizar um terreno em vez das instalações do Consulado Geral da Índia original.

XV. Como dois grandes países em desenvolvimento, tanto a China como a Índia estão conscientes do papel importante que desempenham mutuamente no processo de promoção do estabelecimento de uma nova ordem política e económica internacional. Ambas as partes partilham interesses comuns na manutenção da paz, da estabilidade e da prosperidade na Ásia e no mundo em geral, e partilham o desejo de desenvolver um entendimento e uma cooperação mais estreitos e alargados nos assuntos regionais e internacionais.

As duas partes apoiam a democratização das relações internacionais e o multilateralismo, defendem o estabelecimento de uma nova ordem política e económica internacional que seja justa, racional, equitativa e mutuamente benéfica e promovem o diálogo Norte-Sul e a cooperação Sul-Sul. As duas partes consideram que a comunidade internacional deve eliminar a pobreza, reduzir o fosso entre o Norte e o Sul e alcançar a prosperidade comum através do diálogo e da cooperação.

XVI. As duas partes reiteraram a importância das Nações Unidas para a paz, a estabilidade e o desenvolvimento comum a nível mundial e manifestaram a sua determinação em prosseguir os seus esforços, juntamente com a comunidade internacional, no sentido de reforçar o sistema das Nações Unidas, a fim de desenvolver uma base multilateral sólida para abordar as questões mundiais. Tanto a China como a Índia concordam que a reforma das Nações Unidas deve ser abrangente e multifacetada e deve colocar a tónica no aumento da representação dos países em desenvolvimento. A parte indiana reiterou as suas aspirações a membro permanente do Conselho de Segurança das Nações Unidas. A parte chinesa reiterou igualmente que a Índia é um importante país em desenvolvimento e que está a exercer uma influência cada vez mais importante na cena internacional. A China atribui grande importância ao estatuto da Índia na cena internacional

assuntos internacionais. A UE compreende e apoia as aspirações da Índia de desempenhar um papel ativo na ONU e nos assuntos internacionais. As duas partes reafirmaram a sua disponibilidade para efetuar consultas estreitas e cooperar no processo de reforma da ONU.

XVII. As duas partes, conscientes das ameaças que o terrorismo representa para a paz e a segurança dos dois países e do mundo inteiro, condenam resolutamente o terrorismo sob todas as suas formas. A luta entre a comunidade internacional e o terrorismo global é uma luta abrangente e sustentada, com o objetivo último de erradicar o terrorismo em todas as regiões. Para tal, é necessário reforçar o quadro jurídico mundial contra o terrorismo. Ambas as partes registaram os resultados positivos das reuniões realizadas até à data no âmbito do seu mecanismo de diálogo bilateral sobre a luta contra o terrorismo e acordaram em continuar a reforçar e consolidar os seus debates e a sua cooperação. Foi acordada a realização da próxima reunião do mecanismo de diálogo sobre a luta contra o terrorismo ainda este ano.

XVIII. Ambas as partes acordaram em proceder a uma troca regular de pontos de vista sobre as principais questões internacionais e regionais, reforçar a cooperação no âmbito da OMC e de outras organizações multilaterais internacionais e prosseguir as consultas sobre outras questões de interesse comum. Acordaram em trabalhar em conjunto para preservar a estabilidade e o crescimento da economia mundial e reduzir as disparidades entre os países desenvolvidos e os países em desenvolvimento. Apoiaram um sistema comercial multilateral aberto, justo, equitativo e transparente, baseado em regras, e decidiram salvaguardar os direitos e interesses legítimos dos países em desenvolvimento.

XIX. Conscientes dos seus destinos interligados enquanto países vizinhos e os dois maiores países da Ásia, ambas as partes concordaram em contribuir conjuntamente para o estabelecimento de uma atmosfera de compreensão, confiança e cooperação mútuas na Ásia e no mundo em geral e em facilitar os esforços para reforçar os mecanismos de coordenação multilateral em matéria de segurança e cooperação.

XX. Durante a visita, as duas partes assinaram e/ou divulgaram os seguintes documentos: i Acordo sobre os parâmetros políticos e os princípios orientadores para a resolução da questão das fronteiras entre a China e a Índia ii. Relatório do Grupo de Estudo Conjunto China-Índia sobre Comércio Abrangente e Cooperação Económica iii. Protocolo sobre as modalidades de aplicação das medidas de cooperação transfronteiriça no domínio militar ao longo da linha de controlo real nas zonas fronteiriças entre a China e a Índia iv. Acordo sobre assistência administrativa mútua e cooperação em matéria aduaneira v. Memorando de Entendimento sobre o lançamento do diálogo financeiro entre a China e a Índia vi. Memorando de Entendimento sobre a Aviação Civil vii. Protocolo relativo aos requisitos fitossanitários para a exportação de uvas da Índia para a China viii. Protocolo relativo aos requisitos fitossanitários para a exportação de cabaças amargas da Índia para a China ix. MOU sobre o fornecimento de informações hidrológicas sobre o rio Langqen Zangbo/Sutlej na época das cheias pela China à Índia x. Protocolo sobre a Comissão de Cooperação Cinematográfica China-Índia xi. Memorando de Entendimento sobre a cooperação entre o Instituto dos Negócios Estrangeiros do Povo Chinês e o Conselho Indiano dos Assuntos Mundiais xii. Memorando sobre a construção de um templo budista de estilo indiano no lado ocidental do Templo do Cavalo Branco em Luoyang, China.

XXI. As duas partes consideraram que a visita de Estado muito bem sucedida do Primeiro-Ministro Wen Jiabao à República da Índia marcou um novo nível das relações entre a China e a Índia e abriu um novo capítulo nas relações de amizade e cooperação entre os dois países.

O Primeiro-Ministro Wen Jiabao, em nome do Governo e do povo chineses, manifestou o seu apreço ao Governo e ao povo da Índia pela sua calorosa hospitalidade, e convidou o Primeiro-Ministro Manmohan Singh a visitar a China numa data mutuamente conveniente. O Primeiro-Ministro Manmohan Singh apreciou o convite e aceitou-o com prazer. A parte indiana reiterou igualmente o convite ao Presidente Hu Jintao para visitar a Índia. A data exacta da visita será decidida através dos canais diplomáticos.

Primeiro-Ministro do Conselho de Estado da República Popular da China Primeiro-Ministro da República da Índia

APÊNDICE B

Política diplomática chinesa de vizinhança que reforça as relações bilaterais com a Índia.

Como diz um ditado chinês, um bom vizinho é um bem inestimável. A nova liderança da China dá maior importância à diplomacia da vizinhança em todas as agendas diplomáticas e reitera o compromisso da China de forjar amizade e parceria com os seus vizinhos e de promover uma vizinhança amigável, segura e próspera. O novo governo chinês aplica o princípio da amizade, da sinceridade, do benefício mútuo e da inclusão, que orienta os esforços da China para criar um ambiente regional caracterizado por uma maior paz, estabilidade, igualdade, confiança mútua e cooperação vantajosa para todos. Os esforços da China visam reforçar as relações bilaterais com os seus vizinhos, a fim de realizar o objetivo do desenvolvimento comum.

Eis o discurso do embaixador chinês na Índia, Wei Wei, sobre a aplicação do princípio da política diplomática de vizinhança nas relações entre a China e a Índia.

Desde que assumi o cargo de embaixador na Índia, em janeiro último, é com satisfação que verifico que, no ano passado, as relações entre a China e a Índia registaram grandes progressos e que a cooperação bilateral tem vindo a desenvolver-se de uma forma abrangente. A nível político, realizámos frequentes intercâmbios de alto nível e reforçámos a confiança estratégica. A nível económico, a nossa cooperação expandiu-se cada vez mais e os interesses comuns foram integrados. Culturalmente, os intercâmbios entre as pessoas aumentaram e a compreensão mútua e a amizade entre os nossos povos reforçaram-se. Na arena internacional, a China e a Índia coordenaram e cooperaram estreitamente no âmbito das instituições multilaterais para proteger os nossos interesses comuns, bem como os dos países em desenvolvimento. Com os esforços concertados, alcançámos mais um "ano de sucesso" para as nossas relações bilaterais em 2013.

A China e a Índia são parceiros cooperantes e não rivais.

Com um enorme sentimento de amizade para com a Índia, a China está totalmente empenhada em desenvolver uma amizade a longo prazo com a Índia. Mahatma Gandhi observou certa vez que "a China e a Índia são companheiros de viagem que partilham as riquezas e os males numa viagem comum". A China e a Índia devem forjar uma amizade duradoura e sincera e acredito que, desde que nos apoiemos na sabedoria e na força do nosso caminho, não haverá nenhum obstáculo que não possamos ultrapassar.

Atualmente, a China e a Índia mantêm boas relações. Para nós, a principal linha das relações bilaterais é a cooperação pragmática. Em outubro passado, o Presidente chinês, Xi Jinping, disse ao Primeiro-Ministro indiano, Manmohan Singh, que "as relações entre a China e a Índia mantiveram uma dinâmica de desenvolvimento rápido e multidimensional e entraram numa nova via ascendente". Estamos num novo ponto de partida, confrontados com oportunidades de desenvolvimento sem precedentes. Ambas as partes estão ainda sob a enorme pressão de uma grande população, recursos inadequados e poluição ambiental. Ambos temos um longo caminho a percorrer antes de realizarmos a modernização. A nossa mais ardente aspiração é acelerar o desenvolvimento económico e melhorar os meios de subsistência das pessoas. A estabilidade e o desenvolvimento da China não podem ser realizados sem a Índia, enquanto o desenvolvimento da Índia não pode ser alcançado sem a China. Só a cooperação e o desenvolvimento poderão trazer benefícios tangíveis aos nossos dois povos. Em outubro último, o Primeiro-Ministro Manmohan Singh proferiu um discurso na Escola do Partido do Comité Central do PCC. Referiu que "não estamos destinados a ser rivais e devemos mostrar determinação em tornarmo-nos parceiros. O nosso futuro deve ser definido pela cooperação e não pela confrontação. Não será fácil, mas não devemos poupar esforços. O que está em jogo é o futuro da Índia e da China; de facto, o que pode estar em jogo é o futuro da nossa região e do nosso mundo".

O que é que a China traz para o desenvolvimento da Índia?

A China entrou agora na fase dos rendimentos médios, tendo o seu PIB e o seu rendimento nacional per capita aumentado rapidamente. Acumulámos alguma experiência na obtenção de um crescimento económico rápido e estável. A China gostaria de reforçar a cooperação e de trabalhar em conjunto com a Índia para expandir os nossos interesses convergentes e injetar energia positiva nas nossas relações bilaterais.

1. Vantagem da experiência. A China e a Índia são os dois únicos países do mundo com uma população superior a mil milhões de habitantes, pelo que a experiência de outros países pode não ser muito adequada para a Índia. Com condições nacionais

de base semelhantes, um nível de desenvolvimento semelhante e economias altamente complementares, a China gostaria de partilhar com a Índia a sua experiência em matéria de desenvolvimento, a fim de enfrentar desafios e dificuldades semelhantes na via da prosperidade.
2. Vantagem da tecnologia. A economia chinesa está a transformar-se de uma economia de mão de obra intensiva para uma economia de tecnologia. Em comparação com as economias desenvolvidas, a ciência e a tecnologia chinesas podem estar atrasadas em alguns aspectos, mas foram concebidas e são muito mais adequadas para os países em desenvolvimento. A tecnologia da China está em melhor posição para ajudar a Índia a acelerar a sua atualização e aplicação de tecnologia.

3. Vantagem financeira. A Índia está à espera de mais investimento estrangeiro. No ano passado, as reservas de divisas da China atingiram um valor recorde de 3,82 biliões de dólares. Prevê-se que o investimento das empresas chinesas no estrangeiro totalize 500 mil milhões de dólares nos próximos cinco anos. O governo chinês incentiva mais empresas chinesas a implementar a política de "ir para o estrangeiro". Estamos a encorajar e a esperar mais investimentos chineses na Índia.

4. Vantagens do sector industrial. O sector da indústria transformadora e a construção de infra-estruturas são áreas fundamentais para atrair o investimento estrangeiro e reforçar o desenvolvimento económico nacional. A China não é apenas um grande país produtor, mas também dispõe de tecnologias avançadas e de uma rica experiência nos domínios dos caminhos-de-ferro de alta velocidade, das auto-estradas e dos geradores de energia. A China está disposta a investir ativamente em fábricas e infra-estruturas na Índia. Gostaríamos de ver a Índia tornar-se noutra "fábrica mundial".

5. Vantagens da agricultura. A chave para a redução da pobreza é aumentar o rendimento dos agricultores. A produção de cereais da China aumentou para 600 milhões de toneladas no ano passado, marcando o seu 10° ano consecutivo de aumento. A tecnologia agrícola, como melhores condições de irrigação, maior nível de mecanização agrícola, tecnologias avançadas de fertilizantes e sementes, desempenha um papel importante para garantir o crescimento sustentado dos produtos agrícolas na China. Com melhores condições naturais, maior área de terra cultivada e menos população do que a China, a Índia tem todo o potencial para

emergir como um dos principais países agrícolas do mundo.

Como é que podemos lidar com certas questões sensíveis?

Olhando para trás, para os 64 anos de história das relações bilaterais, a China e a Índia, como dois países vizinhos ligados por montanhas e rios comuns, continuam a ter algumas questões sensíveis que ficaram na história, como a questão das fronteiras, a questão dos rios transfronteiriços e as relações entre a China e o Paquistão, devido a várias razões. Embora as divergências e as diferenças sejam inevitáveis, o mais importante é a forma como as percepcionamos e tratamos. Há 60 anos, a China e a Índia, em resposta ao apelo da época, iniciaram conjuntamente os Cinco Princípios da Coexistência Pacífica, ou Panchsheel. No seu discurso proferido na Escola do Partido do Comité Central do PCC, o Primeiro-Ministro Manmohan Singh referiu também que "os Cinco Princípios da Coexistência Pacífica sublinham, num contexto moderno, a necessidade de criar relações inter-estatais entre grandes potências, baseadas na confiança mútua, na sensibilidade às preocupações fundamentais de cada um e no compromisso de resolver todas as questões pendentes através do diálogo pacífico". Quanto às questões sensíveis, estamos confiantes em gerir eficazmente as divergências, em não as agravar e em não deixar que afectem a nossa relação bilateral global. Estamos convictos de que a China e a Índia poderão encontrar uma forma adequada de resolver estas questões com base no respeito mútuo, na confiança mútua e na acomodação das preocupações e interesses de cada um.

1. A questão da fronteira. Embora tenha havido impasses acidentais nas zonas fronteiriças, sob a gestão eficaz dos dois governos, mantivemos a paz e a tranquilidade nas zonas fronteiriças e não tivemos um único acidente com disparos durante muito tempo. No futuro, deveremos continuar, com base no princípio da cooperação construtiva, a trabalhar em conjunto para salvaguardar a paz e a tranquilidade nas zonas fronteiriças.

Foram lançadas bases sólidas para que a China e a Índia tratem corretamente as diferenças relacionadas com a fronteira. Em primeiro lugar, existe um amplo consenso sobre a resolução da questão fronteiriça. Os dois governos concordaram que devemos manter a paz e a tranquilidade nas zonas fronteiriças antes de encontrarmos uma solução definitiva, de modo a não deixar que a questão fronteiriça afecte as nossas relações bilaterais em geral. Em segundo lugar, ambas as partes estão dispostas a resolver a questão. Os dirigentes de ambos os países manifestaram um forte desejo político de resolver rapidamente a questão da fronteira. Os dois governos assinaram o Acordo de Cooperação em matéria de Defesa das Fronteiras no ano passado. Os representantes especiais da China e da Índia sobre a questão das fronteiras registaram progressos positivos e chegaram a um consenso importante. Em terceiro lugar, ambas as partes têm experiência no tratamento da questão. Não se registaram quaisquer disparos nas zonas fronteiriças. Assim, ambas as partes acumularam experiência suficiente para tratar corretamente as questões relacionadas com a fronteira. Em quarto lugar, ambas as partes dispõem dos meios necessários. Até à data, a China e a Índia criaram mecanismos relacionados com a fronteira, incluindo as Conversações dos Representantes Especiais, o mecanismo de trabalho para consulta e coordenação sobre os assuntos fronteiriços, a consulta em matéria de defesa e segurança e as reuniões de bandeiras fronteiriças, que se revelaram plataformas eficazes estabelecidas com os esforços conjuntos dos dois países. Em quinto lugar, ambas as partes estão determinadas a resolver a questão. Ambos os países esperam manter a dinâmica duramente conquistada de desenvolvimento sólido e estável das relações China-Índia e estão determinados a resolver as questões relacionadas com a fronteira numa data próxima.

A questão das fronteiras entre a China e a Índia é um problema que ficou para trás na história. É complexa e sensível, afectando os sentimentos dos dois povos. Ambos os países envidaram enormes esforços e pagaram custos elevados para encontrar uma solução rápida para esta questão. O passado infeliz teve um impacto negativo em várias gerações dos nossos dois povos, na forma como os dois países se percepcionavam mutuamente e na questão de saber se deveriam levar a cabo uma cooperação pragmática. Mas 52 anos se passaram desde então. Como afirmou um dirigente chinês, "a China e a Índia mantêm relações amigáveis há 2000 anos, o que representa 99,9% do tempo total das nossas interações. Em termos de conflitos, duraram menos de 0,1% do tempo total das nossas interações". Não podemos continuar a viver na sombra do conflito. Em vez disso, devemos trabalhar em conjunto para alcançar a paz e a estabilidade nos próximos 52 anos, ou 100 anos. Como duas civilizações antigas, com uma história rica e uma visão alargada, acredito que, desde que as duas partes tenham em mente a confiança mútua e a sinceridade, conseguiremos encontrar rapidamente uma solução justa, razoável e mutuamente aceitável para a questão da fronteira, a fim de reforçar o desenvolvimento global das nossas relações bilaterais.

2. A questão dos rios transfronteiriços. Os rios transfronteiriços são fonte de vida para as pessoas que vivem ao longo deles. Não podemos alterar a tendência geográfica dos rios transfronteiriços, mas é nossa responsabilidade comum preservar, utilizar e gerir corretamente os rios transfronteiriços. Enquanto país a montante, a China tem o direito legítimo de desenvolver os recursos hídricos e hidroeléctricos. Mas, como país responsável, a China tem tido em grande consideração as necessidades de produção e de subsistência do país a jusante - o povo indiano. Adoptámos uma abordagem muito prudente no desenvolvimento dos rios transfronteiriços. De facto, a China apenas desenvolveu uma percentagem muito pequena dos recursos hídricos e hidroeléctricos. O grau de desenvolvimento é inferior a 1%. Consequentemente, os rios transfronteiriços China-Índia encontram-se entre os rios mais bem protegidos do mundo. A China nunca fez nada nos rios transfronteiriços que pudesse prejudicar os interesses da Índia. Ao longo dos anos, a fim de ajudar as zonas a jusante na prevenção e atenuação de catástrofes, o pessoal técnico chinês tem desafiado as condições naturais hostis nas zonas superiores, ultrapassado enormes dificuldades e até arriscado as suas vidas para fazer face a emergências e recolher dados hidrológicos da época das cheias, partilhando a informação com a Índia. Em outubro passado, quando o Primeiro-Ministro indiano Manmohan Singh visitou a China, os nossos dois países assinaram um novo Memorando de Entendimento sobre o Reforço da Cooperação nos Rios Transfronteiriços. De acordo com o novo Memorando de Entendimento, a China alargará em meio mês a duração do fornecimento de dados hidrológicos para a época das cheias. Trata-se do mais longo acordo celebrado pela China com todos os seus países vizinhos.

Entretanto, a China é também um país a jusante, pelo que compreendemos perfeitamente as necessidades e preocupações dos países a jusante. Esperamos que os países a jusante possam compreender a nossa política responsável e os nossos esforços nesta matéria. Estamos confiantes e determinados em que, através dos esforços conjuntos dos nossos dois países, poderemos fazer com que os rios transfronteiriços China-Índia se tornem rios de amizade, cooperação e paz e tragam benefícios para os nossos dois povos.

3. Relações China-Paquistão. A amizade entre a China e o Paquistão foi forjada ao longo da história. À semelhança das relações entre a China e a Índia, temos de desenvolver e fazer avançar continuamente as relações entre a China e o Paquistão. A principal prioridade entre a Índia e o Paquistão é reduzir a tensão e melhorar as relações bilaterais. A China atribui grande importância à Índia e ao Paquistão, dois

importantes países vizinhos a oeste, no âmbito da estratégia de "Abertura ao Ocidente" e da "Faixa Económica da Rota da Seda". Acreditamos que as relações entre a China e a Índia e entre a China e o Paquistão podem decorrer em paralelo. Esperamos que a Índia e o Paquistão possam manter uma relação amigável e melhorada e, ao mesmo tempo, esperamos ver mais interações positivas entre a China, a Índia e o Paquistão.

Realizar os nossos sonhos juntos.

A China está a lutar por um "Sonho Chinês" de grande rejuvenescimento da nação chinesa. O Sonho Chinês beneficia não só o povo chinês, mas também os povos de todo o mundo. É um sonho de paz, desenvolvimento e cooperação vantajosa para todos. A Índia também tem o seu próprio sonho de se tornar mais forte. O sonho chinês está intimamente ligado ao sonho indiano, na medida em que todos desejamos trabalhar arduamente para que os nossos povos possam ter uma vida melhor. A China aguarda com expetativa uma Índia amigável, pacífica, estável, próspera e poderosa. A China está pronta a realizar os seus sonhos juntamente com Índia. A China e a Índia, enquanto duas civilizações antigas, dois dos maiores países em desenvolvimento e mercados emergentes, são parceiros estratégicos naturais. Tal como o Primeiro-Ministro Li Keqiang referiu no seu discurso no Conselho Indiano de Assuntos Mundiais, em maio último, "se conseguirmos alcançar um desenvolvimento comum, será uma verdadeira bênção para a Ásia e para o mundo". Estou confiante de que todos os nossos sonhos se tornarão realidade, desde que a China e a Índia continuem a seguir o caminho do desenvolvimento adequado às nossas condições nacionais e se concentrem na cooperação mútua.

De acordo com o calendário lunar chinês, celebramos esta semana o "Ano do Cavalo". Na cultura tradicional chinesa, o cavalo simboliza o trabalho árduo, a prosperidade e o sucesso. Nesta feliz ocasião, é com grande prazer que desejo que as relações entre a China e a Índia avancem como um cavalo que lidera e salta. Acredito que, enquanto a China e a Índia fizerem esforços conjuntos, promoveremos as relações China-Índia a um novo patamar e abraçaremos juntos um futuro mais brilhante.

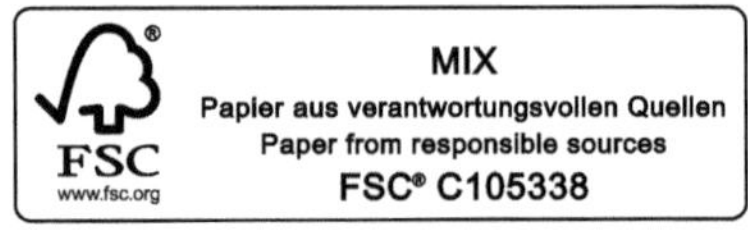

Printed by Books on Demand GmbH, Norderstedt / Germany